· 大国医系列之传世名方（第二辑）

俞根初传世名方

主　编◎ 郭明章

中国医药科技出版社

内 容 提 要

俞根初，清代著名伤寒学家，绍派伤寒创始人。本书全面收录了俞根初独创方剂，并对方剂的临床应用情况进行系统整理。全书内容丰富，资料翔实，具有很高的文献价值和学术价值，能够帮助读者开阔视野，增进学识。

图书在版编目（CIP）数据

俞根初传世名方／郭明章主编. —北京：中国医药科技出版社，2017. 10

（大国医系列之传世名方. 第二辑）

ISBN 978-7-5067-9341-4

Ⅰ.①俞… Ⅱ.①郭… Ⅲ.①方书-汇编-中国-清代 Ⅳ.①R289. 349

中国版本图书馆 CIP 数据核字（2017）第 119559 号

美术编辑　陈君杞

版式设计　张　璐

出版　中国医药科技出版社

地址　北京市海淀区文慧园北路甲 22 号

邮编　100082

电话　发行：010-62227427　邮购：010-62236938

网址　www. cmstp. com

规格　710×1000mm ¹⁄₁₆

印张　10½

字数　136 千字

版次　2017 年 10 月第 1 版

印次　2017 年 10 月第 1 次印刷

印刷　三河市国英印务有限公司

经销　全国各地新华书店

书号　ISBN 978-7-5067-9341-4

定价　**25. 00 元**

丛书编委会

本书编委会

出版者的话

　　中医名著浩如烟海，积淀了数以千年的精华，养育了难以计数的英才，昭示着绚丽无比的辉煌。历史证明，中医的成才之路，非经典名著滋养下的躬身实践，别无蹊径。名医撰医著，医著载医方，源远流长，浩如烟海。历代名医凭借非凡的智慧及丰富的临床实践，创制了诸多不朽的传世名方。

　　本套丛书以在方剂学方面确有创见的历代名医为主线，选择代表性名医，将其所撰医著中的医方进行了全面系统的搜集整理。《大国医系列之传世名方》（第一辑）于2013年初出版后，受到广大读者的热烈欢迎，屡次重印。为此，我们组织专家编写了《大国医系列之传世名方》（第二辑），包括刘河间、朱丹溪、程钟龄、俞根初、吴又可与雷丰等，共计5个分册。第二辑延续第一辑的编写体例，每个分册分为上、中、下三篇，上篇简单介绍医家学术思想及遣药组方特色；中篇详细介绍了该医家方剂在临床各科的应用；另外，该医家还有许多名方不为世人所熟知，未见临床报道，则收入下篇被忽略的名方。每首方剂从来源、组成、用法、功用、主治、方解、方论、临床应用、临证提要等方面来论述。全书收罗广博、条分缕析，详略适中，既言于古，更验于今，既利掌握，又裨读者更好地熟悉、掌握历代名方的组方原理及临床运用规律，以适应当前临床实际的需要。

　　愿《大国医系列之传世名方》成为中医药院校在校学生和中医、中西医结合医生的良师益友；愿本套丛书成为医疗、教学、科研机构及各图书馆的永久珍藏。

中国医药科技出版社

2017 年 6 月

目　录

1

下篇　被忽略的名方

上 篇
绍派伤寒创始人俞根初

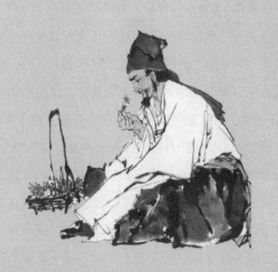

一、俞根初生平简介

俞根初，名肇源，字根初，以字行，排行第三，称俞三先生。清代乾隆年间（公元 1734～1799 年）浙江山阴（今绍兴市）陶里村人氏，清代著名伤寒学家，"绍派伤寒"的创始人。

俞氏出身世医家庭，自幼耳濡目染，加之生性聪慧，勤奋好学，年未弱冠即精通《内经》《难经》，对于伤寒一门研究之深入尤为突出。临床疗效卓著，擅长治疗外感病证，常应手奏效，屡起沉疴，救危亡，在而立之年即医名大振，求诊者非常多，每天络绎不绝，于乾隆至嘉庆四五十年间名噪杭绍。因俞氏毕生诊务极其繁忙，故无多著作传世，仅在诊余之暇，将临证心得著成《通俗伤寒论》一书。

二、俞根初著作《通俗伤寒论》及相关流传版市的由来

《通俗伤寒论》原系俞根初手稿共三卷，是俞氏行医 40 余年诊余之暇的临证心得所悟记录成篇。《通俗伤寒论》约成稿于乾隆四十年（1774 年），后曾经过何秀山、何廉臣、曹炳章、徐荣斋等几代人的修订。何秀山首次以其经验之谈注解其义。何秀山之孙何廉臣历经 13 年修订此书，增订综合了张仲景以后直至近代古今百家的伤寒、温热学说经验以及先师樊开周医论，结合何氏 40 多年临床经验，对《通俗伤寒论》进行修订。1911 年《通俗伤寒论》首次在裘吉生主编的《绍兴医药月报》上陆续刊出，并在该社出版的《医药丛书》中以单行本出版。然而至民国十八年（1929 年）8 月因何廉臣先生谢世，全书未竟刊行三分之二。何廉臣之子幼廉、筱廉力请曹炳章先生助其整理，并由曹氏执笔。曹氏又补其缺漏，将前印之稿，分编分章分节重新编定卷册，匀分为十二卷。原书由三卷增至十二卷，其中原文不删一字；原书的中、下未成二册，则照何廉臣预定目录编次，整理残稿，同时依次编述；原

稿未缺失者，曹氏根据平时与何氏朝夕讨论的经验学识为其撰补，之间有其临床心得则另列为"廉勘"之后，共历时两年而成，名为《增订通俗伤寒论》。1932年该书由上海六也堂书局出版，全书增为四编十二卷十二章。1948年以《校勘通俗伤寒论》本由重庆中西医药图书社重版发行。该书编写仓促又经数人修订，文中不无疵瑕，故徐荣斋先生于1944年起，历时11年，潜心研究，系统整理，并根据自己的体会对每节进行补充加注，对原书亦作了一定的删减和修订，使内容益臻完善，更名为《重订通俗伤寒论》，1955年由杭州新医书局出版，1956年上海科技卫生出版社再版，此书得以广泛流传。经重订后的全书共十二章，条理清晰，内容更为精湛详明，为此书之佳本。

三、俞根初学术思想

《通俗伤寒论》是俞根初在《内经》《难经》《伤寒论》等基础上，依据六经理论围绕六经病证对六经及所有的外感百病，再由外感到内伤诸病，结合其临床经验进行归纳、整理、提要、补充所著而成。书中辨伤寒、温病及杂病，多从六经辨其证，并结合卫、气、营、血及三焦辨证，融合了伤寒学和温病学，冠以"通俗伤寒论"之名以示寒温互治之理。其学术观点反映了绍派伤寒的诊治特色。

（一）创立六经气化辨治体系

俞氏把六经辨证、三焦辨证和脏腑辨证相融通，从多层次入手，快速定位疾病的症结所在，创立了六经气化辨治体系，提出"百病不外六经""伤寒为外感百病之总名，仲景著《伤寒杂病论》，以伤寒二字，统括四时六气之外感病"。俞氏根据"六经可统概外感百病"这一观点把六经假定为机体的六个层次：太阳经主皮毛；阳明经主肌肉；少阳经主腠理；太阴经主肢末；少阴经主血脉；厥阴经主筋膜。同时俞氏提出六经所属相关病位：太阳内部主胸中；少阳内部主膈中；阳明内部主脘中；太阴内部主大腹；少阴内部主小腹；厥阴内部主少腹。俞氏同时把六经与三焦结合起来提出：病在躯壳，当分六经形层；病在内脏，当辨三焦部位。以六经分证的方法阐述外感百病言其常，

3

以三焦辨治的方法把握温疫诸证称言其变。

俞根初依据《素问》等有关运气的学说及六经气化理论，拓宽了六经之内涵，重视脏腑经络气血之生理病理，将六经气化学说应用到脏腑经络气血变化中，并将气化学说与六经辨证、脏腑辨证、气血辨证、三焦辨证紧密结合起来，以标证、本证、中见证和兼证来归纳六经病证。这不仅是对《伤寒论》学术的继承，还从临床实际出发，对六经病证进行了扩展补充。俞氏所述的标证，即是六经的经证；本证即是六经的腑证；中见证即是六经中的的表里经同病之证；兼证即是六经病中各经证相关脏腑的兼证。俞氏对标证、本证、中见证和兼证的论述具体如下：

1. 六经标证 俞氏根据六经标本中气学说，认为太阳为寒水之经，本寒而标阳，主皮毛。故寒邪侵袭，太阳首当其冲，而出现头痛身热，恶寒怕风，项强腰痛，骨节疼痛等症。少阳本火而标阳，标本同气，故都从火化而见热证，又少阳经主腠理，故见寒热往来，耳聋，胁痛等。阳明本燥而标阳，如果中气之湿不及，则从本气燥化或从标阳之热化，则为里热证，见身大热，汗自出，不恶寒，反恶热，目痛，鼻干，不得眠等症。太阴本湿标阴，其病多寒湿为患，且太阴经主肢末，故见四肢倦怠，肌肉烦痛，或一身尽痛，四末微冷，甚有发黄，面色晦暗等阴黄症见。少阴本热而标阴，因标本异气，故少阴本标有寒化、热化之分，又少阴经主血脉，可见肌虽热而不甚恶热，反畏寒，面赤目红，咽痛舌燥，胸胁烦闷而痛，痛引腰背肩胛肘臂，泄利下重，甚或躁扰谵语，自汗肢厥等真寒假热症状。厥阴本气为风，标气为阴，故不从标本而从中，又厥阴经主筋膜，厥阴内部主少腹，故可见手足厥冷，一身筋挛，寒热类疟，头痛吐涎，面青目赤，耳聋颊肿，胸满呕逆，甚或男子睾丸疝痛，妇人少腹胀痛等。

2. 六经本证 太阳之腑为膀胱，寒水停留，则见渴欲饮水，水入则吐，小便不利，甚或短数淋沥等。少阳标本同气，故都从火化，又因"少阳内部主膈中"，故见口苦，目眩，咽干，喜呕，膈中气滞等症。阳明本燥而标阳，易从本气燥化或从标阳之热化，又因"阳明内部主脘中"，故可见邪在上、中、下三脘之里实热证。太阴本湿标阴，又因"太阴内部主大腹"，故见腹满而吐，食不下，时腹自痛，自利不渴，即渴亦不喜饮，胸脘痞满，咽干口腻等；太阴中见阳明燥化，若热结则暴下赤黄，小便不利，或腹痛烦闷，欲吐不吐，欲泻不泻，多挟痧秽。少阴本标两从，有寒化、热化之分，若寒化则见肢厥四逆，腹痛吐泻，下利清谷，引衣蜷卧，喜向里睡，甚则面赤戴阳等；若热化则见心烦，口渴，不得卧，舌尖红等。厥阴本气为风，标气为阴，故不从标本而从中，又因"厥阴经主筋膜"，厥阴内部主少腹，故可见消渴，气上冲心，心中痛热，饥而不欲食，食则吐蛔，泄利下重，甚则昏厥如尸，手足瘈疭，体厥脉厥，舌卷囊缩，妇人乳缩，任脉动震手等。

3. 六经中见证 太阳、少阴互为中气，故太阳中见证在太阳标证基础上又见大便不实，小便清白，甚则男子遗精，女子带多，腰脊坠痛，痛如被杖，甚或气促而喘，角弓反张，戴眼上视等危候。少阴中见证表现为里寒外热，手足厥冷，身反不恶寒，下利清谷，腹痛干呕，面色妆红，咽痛口燥，口渴而不欲饮，饮而则吐，吐而复渴，甚则烦躁欲死，扬手掷足，或欲坐卧水中。

少阳、厥阴互为中气，故少阳中见证见手足乍温乍冷，烦满消渴，甚则谵语发痉，四肢厥逆。厥阴中见证表现为头晕目眩，口苦耳聋，乍寒乍热，寒则四肢厥冷，热则干呕渴饮，呕黄绿水，或吐黑臭浊物或兼吐蛔，甚则蛔厥，两胁窜痛，或痉或厥。

阳明、太阴互为中气，故阳明中见证见四肢烦痛，口腻而淡，脘腹痞满，便如红酱，溺短数热，甚或小便不利，便硬，发黄，黄色鲜明，或斑点隐隐，发而不透，神识模糊，躁扰异常。太阴中见证表现为腹痛痞满，呕吐不纳，大便胶秘，小溲不利，或下赤黄，或二便俱闭，发黄鲜明。

4. 六经兼证 兼证都从脏腑经络考虑，并因六经相关不同经络而表现不同。如太阳兼肺经证，见鼻塞流涕，鼻鸣喷嚏，嗽痰稀白，甚或喘而胸满；兼脾经证见肢懈嗜卧，口腻腹泻；兼胃经证见饱闷恶食，嗳腐吞酸。少阳兼心经证见舌红齿燥，午后壮热，神昏不语，甚则郑声作笑；兼小肠经证见舌赤神呆，语言颠倒，小便赤涩，点滴如稠；兼大肠经证见胸膈硬满而呕，腹中痛，发潮热，大便秘，或反自利。厥阴兼肺经证则见气咳痰黏，胸痛窜胁，甚则咯血，或痰带血丝血珠；兼心经证则见舌卷焦短，鸦口噤咀，昏不知人，醒作睡声，撮空上视，面青目紫；兼脾经证则见脘满而吐，腹痛自利，四肢厥逆，渴不喜饮，面色萎黄，神气倦怠；兼胃经证则见胸脘满闷，格食不下，两胁抽痛，胃痛呕酸，饥不欲食，胃中嘈杂；兼肾经证则见面色憔悴，两颧嫩红，喘息短促，气不接续，手足厥冷，腰膝酸软，男子足冷精泄，女子带下如注。

俞根初以伤寒为外感百病的总名，其包含较广，其中有小证、大证、新感证、伏气证，有兼证、夹证、坏证、复证。外感与杂病相比，多传变不测，死生在反掌之间，故俞氏的辨证特别慎密，并从另一个角度对伤寒本证提出有小伤寒（四时感冒）、大伤寒（正伤寒）、两感伤寒、伏气伤寒（肾伤寒、伏阴、伏阳）、阴证伤寒（直中）等，其中以大伤寒为主要内容。对伤寒兼证则从病因与主症的角度考虑较多，这些兼证则实际多为温病的内容，如伤寒兼风、湿、痧、疟、疫，另立风温、风湿、春温、湿温、热证、暑湿、伏暑、秋燥、冬温、大头、黄耳、赤膈、发斑、发狂、漏底伤寒等；对伤寒夹证从症状或从宿疾考虑较多，如挟有食、痰、饮、血、哮、痞、痛、胀、泻、痢、疝、痨等。俞氏认为伤寒最多夹证，其病内外夹发，较兼证尤为难治。凡伤寒用正治法，而其病不愈，或反加重者，必有所挟而致。故善治伤寒者，又必须兼通杂病。伤寒坏证专指转为痉、厥、闭、脱者，以重笃不治者多见。伤寒复证由劳、食、房、感、怒等引起者多，以证情错综复杂为特点。

俞氏以上基于伤寒六经的认识和归纳，拓宽了六经的内涵，是在《伤寒论》基础上融入了大量后世治疗温热病的经验，也包括了相当部分的杂病证治的经验。俞氏的这套辨治外感的六经气化辨证体系，实际上已经不只是外感病的辨治体系，他通过该体系把温病、内伤杂病有机融入，形成其独特的辨证方法，并将经络与脏腑气血紧密地结合在一起，成为一个有机的整体，同时将传统的气化学说与六经辨证、脏腑辨证、气血辨证结合起来，根据疾病的演变规律，结合其提出的"三化"学说，吸收了吴门温病学派及传统伤寒派的长处，把三焦辨证纳入到六经辨证之中，形成了辨治外感的六经气化辨证体系。

（二）首创"三化"学说

俞氏将气化学说与脏腑经络气血相结合，并根据数十年临床实践经验，创立了"三化"学说，并将其融入于六经气化辨证体系。俞氏认为伤寒一证其传变原因主要是与脏腑之寒热属性有关，病证的传变虽多但发展"不越火化、水化、水火合化三端"。俞氏认为："从火化者，多少阳相火证、阳明燥金证、厥阴风热证；从水化者，多太阴湿证、少阴虚寒证；水火合化者，多太阴湿热证、少阴厥阴寒热错杂证。"他还提出："从火化者为热证，从水化者为寒证，从水火合化者为寒热错杂之证。"

俞氏结合脏腑寒热之属性，对"三化"特性的论述具体如下：阳明为多气多血之所，属燥金之经，故邪传阳明多为燥实证；少阳内含相火，故邪传少阳多为少阳相火证；厥阴中藏相火，属风木之脏，故邪传厥阴多为厥阴风热证；脾主运化，喜燥而恶湿，邪传太阴，影运化功能，致水湿内生，多为太阴湿证；肾内寓肾阳，有温煦推动的功能，故邪陷少阴多见虚寒证；脾经与胃经互为表里，同主运化功能，脾喜燥而恶湿，胃喜湿而恶燥，邪传太阴，常脾湿与胃燥互见，为太阴湿热证；手少阴心经主热中含君火，足少阴肾经主生阳，中藏寒水，两经互为表里，故邪陷手足少阴多成寒热错杂之证；手厥阴为包络，内含胆火，主通行血脉，足厥阴为肝经，下含肾水，主藏血活络，火热水寒，故邪入手足厥阴二经，多为寒热错杂之证。

俞氏认为"三化"与感邪之属性类别及体质阴阳有关。人体感受的邪气的寒、热性质结合因同气相合因素，与不同体质的人所受的邪脏腑阴阳特性的不同，影响到了病证演变为火化、水化或水火合化。同时俞氏尤重视胃气，提出胃气之强弱对"三化"有直接的影响。他认为："胃为十二经之海，邪热传入胃经，外而肌腠，内而肝胆，上则心肺，下则小肠膀胱，无不受其蒸灼。"如胃家实者，邪传胃经从火化，胃经之火易传入他经而易致他经亦从火化；如胃经不实，则他经之证易从寒化。但"三化"还有一些影响因素，如痰、水、热和相关气血凝结、瘀滞等，以及伏邪病位不同如在膜原、营血分等所致病证表现出不同的"三化"情况。而以上这些病证演变亦是先外感邪气，而后因各种因素产生相应"三化"。所以俞氏的"三化"学说可以说把将外感病与寒、热、寒热错杂病统一纳入六经气化辨证体系，同时也很好地解释了病证的传变规律，完美地将寒温统一于六经气化辨证体系之中，开创了寒温统一之学术特色，为中医的外感及兼杂病等的辨证治疗做出不可估量的贡献。

（三）注重望诊之观目及腹诊

伤寒病情常因传变等变化较快，有效快速判断病情与诊察方法密切相关。俞氏认为："凡诊伤寒时病，须先观病人两目，次看口舌，以后用两手按其胸脘至小腹，有无痛处，再问其口渴与不渴，大小便通与不通，服过何药，或久或新，察其病之端的，然后切脉辨证。以症证脉，必要问得其由，切得其象，以问证切，以切证问，查明其病源，审定其现象，预料其变证，心中了了，毫无疑似，始可断其吉凶生死，庶得用药无差，问心无愧。毋相对斯须，便处方药，此种诊法，最关紧要，此余数十年临证之心法也。"由此可见俞氏在四诊合参的基础上，尤其注重观目及腹诊。

俞氏对望诊之观目之法认为"凡病至危，必察两目，视其目色，以知病之存亡也，故观目为诊法之首要"。通过目诊，能了解精气之存亡，从而判断疾病之预后，同时可以诊察疾病的"三化"传变情况，了解病邪对相关脏腑功能的影响。

俞氏还重视腹诊，认为"胸腹为五脏六腑之宫城，阴阳气血之发源，若欲知脏腑何如，则莫如按胸腹"。他将胸腹切诊，按部而论，按腹部解剖位置大致分为三停："上停名胸，在膈上，心肺包络居之，即上焦也。膈下为胃，横曲如袋，胃下为小肠，为大肠，两旁一为肝胆，一为脾，是为中停，即中焦也。脐以下为下停，有膀胱，有冲任，有直肠，男有外肾，女有子宫，即下焦也"。

在腹部按诊手法上，俞氏将其分为轻、中、重按法，如轻手循抚胸上而脐下，知皮肤之润燥，以辨寒热；中手寻扪，有无压痛，以察邪气之有无；重手推按，察其痞硬、疼痛，以辨脏腑之虚实沉积。

俞氏腹诊之法通过不同手法，触按腹部不同部位，结合相应脏腑之发病特点，不仅能诊察到疾病的传化情况、脏腑之虚实，还可以诊察到内生之病邪，为疾病诊断提供了更多的诊察信息，故称其为"故于望闻问切之外更增一法，推为诊法之第四要诀"。

四、临证特点与遣药制方法度

俞氏在《通俗伤寒论》中共载方101首，宗仲景之法，深得其义，习经方但不拘泥于古方，依据临床的变化、江浙气候及当地体质之特点，创制了68首新方，其中不少方被广为流传使用，成为传世名方。

（一）设立六经正治大法

俞氏在临证治法方面，设立汗、和、下、清、温、补六法为六经正治大法，并在每一大法下再设立若干细法。对伤寒六经治法，俞氏根据临床经验提出了"太阳宜汗，少阳宜和，阳明宜下，太阴宜温，少阴宜补，厥阴宜清""太阳、太阴、少阴，大旨宜温；少阳、阳明、厥阴，大旨宜清"。对六经病证常用治法分布上，俞氏认为"四十余年阅历以来，凡病之属阳明、少阳、厥阴而宜凉泻清滋者，十有七八；如太阳、太阴、少阴之宜温散温补者，十仅三四。表里双解、三焦并治、温凉合用、通补兼施者，最居多数"。

（二）注重调治脾胃，治从阳明为本

俞氏治疗上还注重调治脾胃，认为阳明胃经对外感的传变有着重要的影响，脾胃的强弱常对其余五经病变的转归起到决定性作用。他在《六经治法》一节中提出："伤寒证治，全借阳明。邪在太阳，须借胃汁以汗之；邪结阳明，须借胃汁以下之；邪郁少阳，须借胃汁以和之；太阴以温为主，救胃阳也；

厥阴以清为主，救胃阴也；由太阴湿胜而伤及肾阳者，救胃阳以护肾阳；由厥阴风胜而伤及肾阴者，救胃阴以滋肾阴，皆不离阳明治也。"

邪犯太阳，必作汗之以祛邪，而汗源于营阴，营阴主要补于中焦，若胃阴不足恐无源作汗，因此俞氏在太阳证治疗中注重养胃液扶胃气。对胃阴不亏者，认为直须发汗以祛邪；若胃阴不足者，则须养胃阴以助作汗祛邪。我们在其加减葳蕤汤、七味葱白饮中可见用意。

少阳证中因胆火上炎易灼津生痰热，肝胃不和也易生痰湿之变，故俞氏在此证治疗时注重调和脾胃，清胆火护胃津，理胃气祛痰湿，方药用意在蒿芩清胆汤中可见一斑。太阴证为多湿之证，脾阳不足，湿易内生，故须芳香温中护脾阳以化湿，其代表方为藿香正气汤。

在太阴湿胜而伤及肾阳者证中，因后天之胃阳赖先天之肾阳温阳，先天之本也需后天之本以充养，故对脾阳虚累及肾阳者，俞氏更是重视温补脾阳以护肾阳，这一用法在附子理中汤一方就有体现。

因肾阴充养还须脾胃之滋养，当厥阴相火旺而灼伤肾阴，俞氏以补胃阴以养肾阴，且不过用滋腻，以免滞碍脾胃，故只常用白芍、甘草、生地黄等酸甘化阴之品，如其在治热极动风之证中用羚角钩藤汤之类方。

（三）遣方用药特点

俞氏在治疗中重视予邪以出路，又因江南多湿，组方轻巧灵动，方中多见清化之品，芳香透散，以条达气机。其用药特点以宣化理气、芳香淡渗之类药物尤显。同时用药上还选取轻质地药材，如方剂中出现的甘草梢、桂枝尖、薄川朴等。俞氏用方剂量不大，认为只要用药灵巧得当，轻药亦可起沉疴。另俞氏还善用鲜品、鲜汁。所用鲜品常见的如鲜生地黄、鲜生姜、鲜贯众、鲜葱白等，鲜汁类药物如槟榔汁、沉香汁、郁金汁、梨汁、生姜汁、犀角汁、鲜生地黄汁、鲜藕汁等。这类鲜品鲜汁对于火化伤阴之证可以有效润燥，另因江南气候多湿，鲜品鲜汁亦可避免滋腻生湿之患。

总之，俞根初学承诸家，深得其要，融汇贯通，别出新意而自成一家。

在诊治四时外感证中，倡导寒温合一，在书中各篇以六经展开，治法与仲景相合，融伤寒与温病于一体，把中风、伤寒、湿温、温病融入伤寒一门中，被推崇为绍派伤寒的领袖。何秀山称之为"学识折中仲景，参用朱氏南阳、方氏中行、陶氏节庵、吴氏又可、张氏景岳"。

中 篇
屡试屡效方

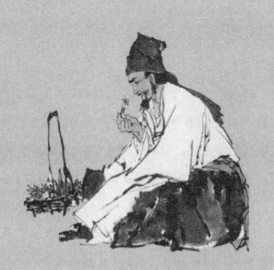

∽ 苏羌达表汤 ∾

【来源】《三订通俗伤寒论·六经方药·发汗剂》。

【组成】苏叶钱半至三钱　防风一钱至钱半　光杏仁二钱至三钱　羌活一钱至钱半　白芷一钱至钱半　广橘红八分至一钱，极重钱半　鲜生姜八分至一钱　浙茯苓皮二钱至三钱

【用法】水煎服。

【功效】辛温发汗。

【主治】伤寒挟湿。

【方解】方中以紫苏叶为君，辛散经络风寒。以羌活为臣，辛散筋骨风寒；防风、白芷，辛散肌肉风寒。杏仁、橘红轻苦、微苦为佐，使筋骨肌肉之风寒从皮毛而出。以生姜、茯苓为使，辛淡发散为阳，以防发汗不彻，水湿内停之患。

【临床应用】

癃闭

蒋某某，女，61岁。1987年9月15日初诊。4天前突然小便涓滴而下，小腹胀满如鼓，诊为癃闭。予导赤散合八正散为汤。服药3剂，小便稍利，但仍不畅，小腹依然胀满不已，又伴恶寒发热，头痛，身重体倦，胸闷气促无汗，舌苔白滑，脉浮。证属寒湿在表，肺失肃降。治以辛温解表发汗除湿。予苏羌达表汤。药用：紫苏叶15g，防风15g，杏仁10g，羌活10g，白芷10g，橘红5g，茯苓皮15g，生姜3片。3剂，汗出尿通，诸症尽瘥。

按　癃闭，病在膀胱，膀胱属六腑，"六腑以通为用"，着眼于通。初治予疏通利窍之剂，理所宜然，可获效不显，加上风寒挟湿之表证明显，知肺

为水之上源，水道通利与否，全在气化，仲景曰卫气行则小便宣通，客邪犯肺，肺失其职，则水道不能通达于膀胱故癃闭作，将治疗重点移在辛温解表上才效如桴鼓。苏羌达表汤是俞根初先生的经验方，列发汗剂之首，是辛温兼淡渗的好方。

此例也说明，癃闭虽多见风热闭肺、湿热蕴结、肝郁气滞、脾肾虚亏者，也有风寒犯肺之证。[朱炳林. 临证治验录. 江西中医药，1998，29（4）：12]

【临证提要】

本方用于治疗外感风寒较轻挟湿者。俞根初常用此方进行加减：如风重于寒者，通称伤风，咳嗽痰多，原方去羌活、生姜；加仙半夏三钱、前胡二钱、苦桔梗钱半。

～∞ 加减葳蕤汤 ∞～

【来源】《三订通俗伤寒论·六经方药·发汗剂》。

【组成】生葳蕤二钱至三钱　生葱白两枚至三枚　桔梗一钱至钱半　东白薇五分至一钱　淡豆豉三钱至四钱　苏薄荷一钱至钱半　炙甘草五分　大枣两枚

【用法】水煎服。

【功效】滋阴发汗。

【主治】阴虚外感化热。

【方解】方以玉竹（即葳蕤）为君，滋阴润燥。以葱白、淡豆豉、薄荷、桔梗为臣，疏风散热。以白薇为佐，苦佐咸降泄。以甘草、红枣为使，甘润增液，助玉竹滋阴润燥。

【临床应用】

小儿咳嗽

张某，男，5岁。2004年3月7日初诊。反复咳嗽1周，伴鼻塞流涕鼻涕，时黄时白，咳痰不爽，色白质黏稠，口渴咽干，二便正常，苔薄黄、舌尖红，脉浮数。经服止咳药，肌内注射抗生素及中药等治疗效果欠佳。辨证为素体阴虚，内有伏热，复感外邪致肺气不宣而咳。治宜滋阴解表，宣肺化痰止咳。予玉竹10g，白薇10g，淡豆豉8g，桔梗8g，大枣8g，甘草2g，薄荷10g，葱白15g，矮地茶20g，百部10g，前胡10g，胆南星6g，射干8g，蝉蜕6g。2剂，药后咳嗽遂减，仅晚上微咳，在原方基础上加麦冬8g，谷芽15g，麦芽15g，药后痊愈。

按 治疗咳嗽，关键在辨明正邪虚实。外感咳嗽系外邪所致，属邪气实，治当祛邪宣肺。内伤咳嗽因内伤所为，或因于脏腑阴阳气血津液之虚，或因于脏腑功能紊乱而生痰、湿、燥、火、瘀等为患。当视其身体情况而定，虚者补之，实者去之。虚实兼夹者，又当量其标本虚实孰多孰少而兼顾方能达到曲尽其情，而非一法一方统治可盖全貌。

加减葳蕤汤用于治疗素体阴虚，内有伏热，复感外邪，邪从热化的病证，其症可见头痛，身热，微恶风寒，无汗或有汗不多，鼻塞流涕等一般表症，又可见口渴，咽干，咳嗽，舌红苔薄黄，指纹浮紫等阴虚浮热之征。而玉竹滋阴润燥，是本方的主药；辅以葱白、淡豆豉、薄荷、桔梗收风散热；佐以白薇苦寒降泄以除伏热；再以甘草、大枣甘润滋阴，协助玉竹滋阴润燥，增其汗液。对于阴虚体弱，感冒风温而症见咳嗽、咽干、痰少黏稠的用之较为适宜。

由于加减葳蕤汤治疗小儿咳嗽系素体阴虚，内有伏热，复感外邪的病因病机。在处方用药时，大凡滋阴之品在表证未解时，不宜早用，以免留邪而变生他患。但在津液内亏，表邪未解的情况下，单用发汗药，不仅不为汗解，反有涸竭阴液之虞。两全之法，唯有滋阴与发汗同用，是治疗本病用药的关键所在。[郑书全．加减葳蕤汤治疗小儿咳嗽168例．四川中医，2008，26（6）：91]

【现代研究】

乳蛾

治疗反复发作性乳蛾，有效率为91.7%。给予加减葳蕤汤加浙贝母、生牡蛎治疗。药物组成：玉竹9g，桔梗3g，白薇3g，淡豆豉6g，薄荷5g，甘草3g，浙贝母9g，生牡蛎15g，红枣2枚，葱白2段。平稳期上方去淡豆豉、葱白；加百合9g，生地黄6g，麦冬6g，玄参3g。以上均水煎早、中、晚3次分服，日1剂。连服1个月为1个疗程，间隔20天继续下1个疗程，连服3个疗程。[潘丽丽，张茜，冯雷，等.加减葳蕤汤治疗阴虚体质反复发作性乳蛾疗效观察.社区医学杂志，2012，10（17）：20-21]

【临证提要】

本方主要用于治疗阴虚外感并已化热，或阴虚感冒风温，冬温咳嗽，咽干痰结者。

～ 香苏葱豉汤 ～

【来源】《三订通俗伤寒论·六经方药·发汗剂》。

【组成】 制香附 钱半至三钱　新会皮 钱半至二钱　鲜葱白 两枚至三枚　紫苏 钱半至三钱　炙甘草 六分至八分　淡豆豉 三钱至四钱

【用法】 水煎服。

【功效】 理气发汗。

【主治】 妊娠伤寒。

【方解】 香附为气中血药，善疏气郁；紫苏叶为血中气药，善解血郁为君药。葱、豉轻扬发表为臣药。佐以陈皮理气；炙甘草和药，调和气血。

【临床应用】

妊娠早期风寒感冒

某某，女，27岁，已婚。2010年1月3日初诊。已孕2个月，因外出感受风寒出现畏寒无汗、鼻塞、流清涕2天，曾服生姜葱白红糖水无效。就诊时以上症状加重，伴咽干。查：咽稍红，舌淡红、苔薄白，脉滑略浮。为妊娠早期外感风寒。处方：紫苏叶 12g，陈皮 9g，香附 9g，炙甘草 3g，淡豆豉 9g，辛夷 6g，黄芩 6g，鲜葱白 3 块。水煎服，日 1 剂，分 3 次服。服 5 剂后症状消失，嘱停服，注意饮食调理，避风寒。

　　按　香苏葱豉汤是香苏散合葱豉汤变化而来，乃治疗风寒外感特别是妊娠妇人风寒外感的良方。中医学认为，妇人以血为用，妊娠时期因孕育胎儿，体质较弱，容易导致气血虚弱，且风寒之邪四时皆有，若体质较弱，腠理疏松，起居不慎，便感邪致病。但早期病邪轻浅，不需峻剂。本方发汗解表力量适中，方中诸药既可治疗风寒感冒又可理气安胎，实为治疗妊娠早期风寒感冒之良剂。但药轻力小，对表寒重证效果差，应在感寒早期急投此方，实有良效。[付晓丽. 香苏葱豉汤加减治疗妊娠早期风寒感冒验案. 山东中医杂志，2010，29（11）：782]

【临证提要】

　　此为孕妇伤寒之主方，既能疏郁达表，又能调气安胎。用于妊娠伤寒早期，病势较轻者。因孕妇感受风寒，不可峻剂取汗，以免损津耗液，亦需安胎以护胎元，故全方治以微疏郁达表，又调气安胎。

～ 越婢加半夏汤 ～

【来源】《三订通俗伤寒论·六经方药·发汗剂》。

【组成】 蜜炙麻黄 一钱　姜半夏 四钱　鲜生姜 一钱　生石膏 四钱　生甘草 八分　大黑枣 四枚，泡去皮

【用法】 水煎服。

【功效】 辛散风寒，肃清痰火。

【**主治**】外感风寒，水饮内停，内外合邪，肺气胀满。

【**方解**】方中用麻黄、生姜为主药解表，散外来之风寒。以石膏辛、甘、大寒，清里为辅，以寒降上逆之肺火。佐以姜半夏之辛温涤痰，开肺气之壅塞。使以甘草、大枣滋补中气，调和诸药。

【**临床应用**】

（一）热哮

刘某某，男，68岁，工人，长沙雨花区人。2011年7月16日初诊。病人3天前无明显诱因出现鼻痒、喷嚏、咽干痒、咳嗽，几分钟后突感呼吸不畅，喉中有哮鸣音，自服解痉平喘药。本次病人因感冒而致哮喘发作。甚则呼吸比较困难，张口呼吸，不能平卧；夜间尤甚。曾服用维C银翘片和复方甘草片症状未见缓解。昨天发作数次，今天遂来我院就诊。现症见：咳嗽频作，偶感呼吸困难，发作时喉中有哮鸣音，坐不得卧，伴胸闷，咳嗽，咳痰不爽，痰黏色黄，发热口干，大便干结，舌尖红、苔黄，脉弦数。既往体健。中医诊断：热哮。此为饮热郁肺，并热重于饮，肺气胀满。治宜宣肺泄热，降逆平喘。处方：麻黄10g，生石膏30g，生姜15g，大枣5枚，甘草15g，半夏10g，浙贝母15g，桔梗10g，黄芪10g，太子参10g，天花粉5g，地龙10g，枳实10g。7剂，每日1剂，分2次水煎服。服后咳喘减轻，咳痰减少，改生石膏30g为15g，继服5剂，病情缓解。

按 越婢加半夏汤："咳而上气，此为肺胀，其人喘，目如脱状，脉浮大者，越婢加半夏汤主之。"其出自张仲景《金匮要略》，原为主治肺胀有热者。具有宣肺泄热，降逆平喘功效。本病人时值夏季，感受风热，邪热入里，肺失宣降，则喘息时作，甚至不能平卧；热灼津为痰，故胸闷，咳嗽，咳痰不爽，痰黏色黄；痰阻气道则呼吸不畅，夹有哮鸣音；热灼津伤，故口干，大便干结，舌尖红、苔黄，脉弦数，为热证。该病人为外感风热与内饮相合，饮热郁肺，并热重于饮，肺气胀满，治宜宣肺泄热，降逆平喘。越婢加半夏汤为之对证之方。并随症加减：病人咳嗽、痰黄稠加浙贝母清肺化痰；痰黏不易咯出加桔梗化痰散结；胸闷气短加黄芪、太子参补中益气；口干口渴加天花粉滋阴润肺；喘息难以平卧加地龙降逆平喘；兼有大便干结加枳实。现代药理研究证明，麻黄、石膏有解热作用；半夏含甾体皂甙有镇咳作用；甘草含甘草甜素有抗炎、祛痰、镇咳作用。[苏俊，陈新宇. 陈新宇教授治疗哮喘病案举隅. 光明中医，2013，28（4）：804-805]

（二）急性支气管炎

某某，女，21岁。患急性肾小球肾炎，伴有上呼吸道炎症。症见：发热微恶寒，咳嗽气粗，痰多欲呕，头痛目眩，心悸烦躁，面睑浮肿，小便量少有白沫。尿检：蛋白（+++），红、白细胞各（+），颗粒管型（++）。血检：白细胞 14.7×10^9/L，中性粒细胞0.80，淋巴细胞0.20。舌质红、苔薄黄，脉浮滑而大。辨证：时邪犯肺，肃降失司，痰阻气逆，小便不利。治法：疏风宣肺，通利水道，泄热止咳。方药：越婢加半夏汤加味。组成：麻黄6g，生石膏30g，生姜30g，甘草15g，杏仁12g，半夏12g，大枣10枚，桑白皮30g，白茅根40g，益母草40g，冬瓜皮30g，车前子30g（布包），金银花30g。1剂/日，水煎分早、午、晚3次服。

复诊：服药1周，浮肿消退，咳嗽减轻，身热表证消失，尿量多，白沫少，继服原方1周，诸症尽失。血检：正常。尿检：蛋白阴性，颗粒管型消失，红细胞少许。病人仍有疲乏感，气短汗出，腰膝酸软，下肢无力，上方去麻黄、石膏换黄芪30g，白术15g，沙苑子15g，杜仲炭18g，旬余而安。[陈锐. 越婢加半夏汤临床新用. 中国社区医师，2011，（11）：16]

（三）慢性阻塞性肺疾病（COPD）

王某某，男，76岁。2009年12月7日初诊。病人自诉患咳喘病40余年，咳喘反复发作，经常应用抗生素治疗。此次因外感风热而使病情加重。症见：咳嗽，痰黄质稠量多，不易咯出，喘促气粗，倚坐不得平卧，口干口苦，便干，无发热，舌红少津、苔黄腻，脉滑数。查体：双肺呼吸音低，双肺可闻及吸气相哮鸣音，双下肺可闻及少量湿啰音。X线示：慢支，肺气肿改变。西医诊断为慢阻肺急性加重，西药曾以三代头孢抗感染、氨茶碱解痉平喘治疗，疗效不佳，病情易反复，遂转中医治疗。中医辨证为肺胀，痰热郁肺证型。中药治疗以越婢加半夏汤加减：麻黄10g，生石膏50g，半夏10g，生姜6g，红枣10g，生甘草5g，天花粉15g，知母15g，桑白皮15g。每天1剂。

15天复诊：偶有喘息，咳嗽好转，咳痰色黄白量减少，已能着枕。查体：双肺呼吸音低，双肺未闻及明显哮鸣音，右下肺可闻及少量湿啰音。上方加用桔梗10g，橘红10g，瓜蒌皮15g，炙紫菀15g，茯苓10g。

服药15剂，复诊：未诉咳嗽、喘息，咳痰量少，易咯出，睡眠良好，大便正常。查体：双肺呼吸音增强，双肺未闻及明显干湿啰音。2010年1月20日复诊，症状、体征未见明显异常，病情稳定。

按 慢性阻塞性肺疾病（COPD）是呼吸系统一种常见的慢性疾病，中医学认为COPD属于"肺胀""喘证""咳嗽"范畴。COPD多因反复发作而导致肺气亏虚，卫外失固，在六淫之邪的侵袭下，致使病情急性加重。痰浊是主要病理因素，急性加重期病人多因感受风热之邪或痰郁化热而表现为痰热证。故治宜清肺化痰，降逆平喘。东汉张仲景之《金匮要略》中"肺痿肺痈咳嗽上气病脉证治"曰："咳而上气，此为肺胀，其人喘，两目为脱状，脉浮大者，越婢加半夏汤主之。"方以越婢加半夏汤加减，方中麻黄、石膏辛凉配伍，辛能宣肺散邪，凉能清泄内热；桑白皮、知母、天花粉清泄肺中郁热，生津润燥；生姜、半夏散痰饮降逆；大枣、生甘草安中以调和诸药；加用瓜蒌皮清热润燥，理气涤痰；紫菀、橘红理气化痰止咳；桔梗宣开肺气；茯苓健脾利湿杜生痰之源。诸药合用，共奏清热化痰，降逆平喘之功。紧扣痰热病机，用之临床，不失为治疗慢阻肺的良方。[左明晏.越婢加半夏汤加减治疗COPD急性加重53例.蒙古中医药，2014，（1）：31-32]

【临证提要】

本方主要用于治疗外感风寒，激动肺脏痰火，发为喘嗽。常症可见目突如脱，右脉浮大。

～◦ 柴胡枳桔汤 ◦～

【来源】《三订通俗伤寒论·六经方药·和解剂》。

【组成】 川柴胡_{一钱至钱半}　枳壳_{钱半}　姜半夏_{钱半}　鲜生姜_{一钱}　青子芩_{一钱至钱半}　桔梗_{一钱}　新会皮_{钱半}　雨前茶_{一钱}

【用法】 水煎服。

【功效】 和解表里法轻剂。

【主治】 邪犯少阳，偏于半表证。

【方解】 本方由小柴胡汤去人参、甘草、大枣，加枳壳、桔梗、雨前茶、陈皮而成。柴胡疏达腠理；黄芩清泄相火，为和解少阳之主药，专治寒热往来，故以之为君。凡外感之邪，初传少阳、三焦，势必逆于胸胁，痞满不通，而或痛或呕或哕，故必臣以宣气药，如枳壳、桔梗、橘皮、半夏之类，开达其上中二焦之壅塞。佐以生姜，以助柴胡之疏达。使以绿茶，以助黄芩之清泄。

【临床应用】

（一）咳嗽

陆某，男，3岁。2008年3月13日初诊。患儿发热伴咳嗽2天，体温38.2℃，自服银翘解毒片等药未愈。刻下：体温37.8℃～38℃，阵咳频发，夹痰，咳甚即呕吐，咽痛，大便调，舌红、苔黄厚，脉弦数。查：咽红，双肺呼吸音粗。辨证属内热外感。拟柴胡枳桔汤加减。处方：柴胡15g，黄芩20g，枳壳6g，桔梗6g，夏枯草15g，马勃9g，青蒿15g，半夏9g，瓜蒌20g，浙贝母 10g，鱼腥草 20g。3 剂热退，7 剂咳减。后稍事加减清透余热，继服 7 剂愈。

按 小儿病理生理特点为"肝常有余""阳常有余"。肝秉少阳生发之气，其生发之性可以推动卫气运行，固防体表；其次，少阳为初生之阳，若遇邪遏，则升发不利。因此和解少阳之邪，开少阳升发卫阳之缚，即可达卫解表。故本案以柴胡枳桔汤为主方，辅以清热药，疏畅气机，畅行卫气之通道，开发中焦，协助卫出上焦，以治疗"邪郁腠理，逆于上焦"之病证。[李丹．唐方教授运用柴胡枳桔汤验案举隅．江苏中医药，2009，41（4）：46]

（二）口腔溃疡

姚某，女，31 岁。2008 年 6 月 26 日初诊。病人口腔黏膜溃疡 5 天，疼痛，影响饮食，口干口苦，心情烦躁，舌红、苔薄黄，脉弦细数。查体见口腔黏膜 3 处溃疡，绿豆大小，呈圆形或椭圆形，溃疡中央凹陷，周边充血。辨证属肝胃热盛。投以柴胡枳桔汤合龙胆泻肝汤加减。处方：柴胡 9g，黄芩 15g，枳壳 9g，桔梗 9g，龙胆草 9g，炒栀子 9g，白芍 15g，木瓜 10g，乌梅 10g，吴茱萸 9g，半夏 10g，白芷 9g。5 剂痛减，10 剂如常。

按 本病属中医学"口疮"范畴，病人肝气不疏，郁而化火，壅于脉络，熏灼局部，致使黏膜溃烂而发病。故以柴胡枳桔汤合龙胆泻肝汤加减，疏理肝胆气机，清泻肝胆实火；并辅以芍、瓜、梅柔肝；半夏燥湿以除胃内湿浊积热；白芷引经直达阳明病所，并取其馨香振奋脾阳醒脾以化湿。[李丹．唐方教授运用柴胡枳桔汤验案举隅．江苏中医药，2009，41（4）：46]

（三）乏力

高某，女，34 岁。2008 年 4 月 19 日初诊。诉乏力，倦怠，情绪低落，纳少，夜寐欠安，二便调，舌暗红、苔薄黄，脉沉弦。1 年前曾行左侧乳房切除术。辨证属肝郁气滞。以柴胡枳桔汤加减。处方：柴胡 9g，黄芩 15g，枳壳 9g，桔梗 9g，白芍 15g，乌梅 10g，木瓜 10g，当归 20g，鹿角胶 10g，草决明 15g，露蜂房 15g。10 剂症状缓解，继服上方加减月余。

按 乏力主要由阴阳气血亏虚所致，而相应的补益法并不都适用于现代临床"虚证"。临床中常因七情过度，导致人体阴阳失调、气血不和、脏腑功能紊乱而发病，这其中以肝气失调最为突出，肝郁则诸证生焉。现代医学研究也证明，人体气血的循环对全身肌腱、关节运动和脾胃消化以及精神活动都有影响；肝与肌肉活动，与疲劳的产生和消除具有重要的联系。所以治宜调肝理气为首要，使气机升降有序。以柴胡枳桔汤为主方，辅以芍、梅、瓜柔肝，归、鹿角胶等补益气血。[李丹．唐方教授运用柴胡枳桔汤验案举隅．江苏中医药，2009，41（4）：46]

（四）腹泻

丰某，男，4个月。2008年3月13日初诊。其母代述，患儿近2个月先后患有病毒性面肌炎、肺炎、病毒性腹泻，经住院西医治疗后症状有所缓解。现晨起眼眵较多，呈黄绿色，纳食可，大便每日2次，黄绿色粥样便，舌红苔黄。辨证属肝胆湿热。投以柴胡枳桔汤、六一散合二陈汤加减。处方：柴胡6g，白黄芩9g，枳壳6g，桔梗6g，半夏6g，陈皮6g，白扁豆10g，炒栀子3g，滑石9g，甘草6g。5剂便调，上方稍事加减再服5剂，愈。

按 腹泻属中医学"泄泻"范畴，常由感受外邪、饮食所伤、情志失调、脾胃虚弱等因素致脾胃功能失常而发。本案患儿大便色黄绿如粥状，与"泻而色青稠黏，乃肝木乘脾"（《幼幼集成》）暗合，又眼眵色黄绿。辨证为肝胆湿热，肝旺乘脾。投以柴胡枳桔汤疏理少阳气机，清泻肝胆湿热；辅以夏、陈、滑、甘、扁之类健脾利湿，亦合"见肝之病，当先实脾"之义。[李丹．唐方教授运用柴胡枳桔汤验案举隅．江苏中医药，2009，41（4）：46]

（五）不寐

王某，女，57岁。2008年7月4日初诊。病人失眠十余天，每夜需服用舒乐安定辅助入睡，夜寐难安，头晕头胀，以两侧太阳穴最为明显，口苦，烦躁，舌红、苔黄厚腻，脉弦滑。辨证属肝胆郁热，痰热内扰。投以柴胡枳桔汤合二陈汤加减。处方：柴胡9g，黄芩15g，枳壳9g，桔梗9g，半夏15g，茯苓20g，陈皮9g，石菖蒲10g，生龙牡（各）30g（先煎），天麻10g，佩兰10g，草决明15g。7剂苔褪，睡前可有睡意，症状减轻。

按 不寐临床颇为多见，病机亦错综复杂，有心脾两虚、痰热内扰、阴虚火旺等。《证治要诀》曰："有痰在胆经，神不归舍，亦令不寐。"《景岳全书》亦曰："痰火扰乱，心神不宁，思虑过伤，火炽痰郁而致不眠者多矣。"故以柴胡枳桔汤转枢开郁，推动气机；合二陈汤理气和中，燥湿化痰；佐以天麻、草决明平肝潜阳；生龙牡重镇安神；适逢暑湿季节，佐以佩兰清暑化湿。诸药配伍，少阳肝胆得舒，痰热得清，诸症得解。[李丹.唐方教授运用柴胡枳桔汤验案举隅.江苏中医药，2009，41（4）：46]

【临证提要】

本证属少阳经证偏于半表者，所以方中用药也以促邪外透为宜。多用枳、桔、陈皮畅胸膈之气，开发上焦；生姜辛散之功效，助柴胡透邪；雨前茶清热降火，利水祛痰，助黄芩清泄邪热，使得外透而解，升降复而三焦畅，自然诸症悉除。往往一剂知，二剂已。惟感邪未入少阳，或无寒但热，或无热但寒，或寒热无定候者，则柴胡原为禁药。若既见少阳证，虽因于风温暑湿，亦有何碍，然此尚为和解表里之轻剂，学者可放胆用之。

～∽ 柴胡达原饮 ∽～

【来源】《三订通俗伤寒论·六经方药·和解剂》。

【组成】 柴胡钱半　生枳壳钱半　厚朴钱半　青皮钱半　炙甘草七分　黄芩钱半　苦桔梗一钱　草果六分　槟榔二钱　荷叶梗五寸

【用法】 水煎服。

【功效】 和解三焦。

【主治】 湿阻膜原，湿重于热。

【方解】 以柴胡、黄芩为君药，柴胡疏达膜原气机；黄芩苦泄膜原郁火。枳壳、桔梗为臣药开上；厚朴、草果疏中；青皮、槟榔达下，共开三焦之气机。以荷梗为佐药透散伏邪。甘草为使调和诸药。

【临床应用】

（一）不明原因发热

梅某，男，49岁，个体户，汉族，已婚，南昌人，发病节气：大暑。因"不明原因发热2个月"来诊。病人自诉2个月前无明显诱因出现寒战后高热40℃，汗出后体温35.7℃，反复发作，或一日一作，或隔日一作。否认肝炎、结核等传染病史，无野游史。入院症见：寒战发热，头痛烦躁，稍怕冷，纳偏少，口干口苦，大便秘结，2～3天1次，小便可，夜寐欠佳，自诉发热时睾丸胀痛。痛苦面容，面晦唇苍白，头发色灰暗，双目尚有神，言语清楚，声音低弱，舌红、苔薄黄，脉弦细涩。查体：体温38℃，肺部清音，听诊心律齐无杂音。未触及浅表淋巴结肿大。无腹膜刺激征，阑尾点无压痛与反跳痛。实验室检查：大便常规、小便常规、血细胞分析、血生化均正常，梅毒螺旋体特异性抗体、疟原虫、HIV均阴性。中医诊断：疟疾（湿热型）；西医诊断：不明原因发热。治以和解少阳，截疟驱邪，清热利湿。针刺方法：穴取双侧，曲池、大椎泻法，陶道、中渚、间使、后溪、外关、足三里、三阴交、脾俞平补平泻。得气后留针30分钟，每10分钟行针1次，每日1次，于发作前2小时施针，10天为1个疗程。热敏灸治疗方法：在至阳、曲池、大椎、合谷等穴位附近寻找热敏点，当病人出现热敏现象时，行局部悬灸，灸至热敏感消失为度，每次取2个部位，如未找到热敏点，即取大椎穴、至阳穴行温和灸，每日1次。该病人每于发热时灸至阳穴出现局部不热现象，灸至此热敏现象消失时，病人已汗出热退。

病人经上述治疗10天后，发作频率渐渐下降。入院第11天下午3时，洗澡后，忽然出现寒战后高热40℃，血压正常。胸闷欲吐，头痛烦躁，面红，舌红、苔黄腻，脉洪数。因当日高温天气，考虑中暑，予藿香正气水口服，祛湿解热。急查血细胞分析、肾功能和电解质四项。血细胞分析、肾功能均正常；电解质：钠131mmol/L，偏低，余正常。下午6时体温降到38.6℃。19：30，体温39℃，寒战，怕冷，发热汗出。于高热时行疟原虫急查，阴性。予双侧取穴针刺治疗：天枢、气海、关元、曲池、合谷、血海、梁丘、足三里、阳陵泉、阑尾穴、上巨虚、下巨虚、脾俞、胃俞、至阳、阿是穴。合谷、曲池泻法，余穴平补平泻，留针至艾灸完成。同时予点燃2只热敏灸艾条单点温和灸大椎、阑尾穴、至阳、阿是穴后，盖高厚被子，汗出，凌晨2点，体温降到37℃。

经会诊及做相关检查排除了感染性可能、手术并发症致反复感染、慢性病贫血，血培养查菌、梅毒螺旋体特异性抗体及HIV均阴性。考虑到病人近日寒热往来，先寒后热不已，大便不畅，一日一发，发无定时，面色淡黄，舌淡红、苔白厚略黄，口苦干涩，脉滑略数，左手脉细右手脉弦并紧。中医诊断：湿热疟证（证属邪伏膜原，少阳兼阳明并病）。予柴胡达原饮加减以截疟，清湿热。处方：柴胡15g，枳实10g，槟榔6g，广木香10g，葛根15g，牡丹皮10g，败酱草15g，桃仁10g，草果10g，厚朴10g，知母5g，黄芩10g，白芍10g，陈皮10g。用法：加水400ml浸泡30分钟，武火煎沸，文火再煎30分钟，取汁150ml，日1剂，煎3次，药汁混合后分3次温服。

次日上午10：45病人再次出现寒战后高热40℃，予柴胡注射液肌内注射退热，并服中药汤剂。连续服用中药汤剂3剂后热退，未复发，准予出院，嘱继服此中药汤剂3天。1周后随诊未再出现寒战高热。[张清，徐杨青．针灸配合柴胡达原饮治疗不明原因发热病例验案1例．江西中医药，2013，(6)：61-62]

（二）间断发热

程某，男，66岁。2000年2月6日初诊。病人于1992年开始，每年春秋两季无任何诱因出现发冷发热，多在夜间，体温38℃～40℃，轻者1日1次，重者昼夜达10次，发热前先有背部发麻、发冷，发热时则头晕头痛，胸膈痞满，心烦懊㑪，咳痰不爽，全身关节疼痛，舌苔灰黄腻、厚如积粉、边腻中燥，脉弦而滑。季节过后即自愈，缠绵难愈8年。曾作过常规化验、细菌培养、胸透、CT，均未查出原因，神经内科曾"试按癫痫治疗"，服抗癫痫药物4个月无效。求治于吾，细观此证乃湿热阻于膜原，郁久化火，蒸液为痰，形成湿热痰火互结，正邪相争，邪盛热起，正盛热衰，搏争数年之久矣。方用柴胡达原饮加减：柴胡 30g，青蒿 15g，常山 10g，黄芩 20g，生石膏 50g，知母 15g，枳壳 10g，川厚朴 10g，桔梗 10g，草果 10g，苍术 15g，槟榔 10g，泽泻 30g。凉水煎服，连服 5 剂，上述症状豁然大减，为药中肯綮，效不更方，又迭进 25 剂，诸症全消，随访 3 年余未复发。

按 膜原外通肌腠，内近肠胃，为三焦之门户，居一身半表半里。因湿温之邪从口鼻而入，踞于膜原，正邪相搏，则表里不和，三焦气不通利，故头晕头痛，发冷发热，胸膈痞满，心烦懊侬，全身关节疼痛；湿热伏于里，则苔灰黄腻；脉弦而滑为湿热痰浊在半表半里之象。因湿热之邪内伏，每年春秋节气至而触发伏邪，节气过而自愈。治疗当宣化湿邪，透达膜原。本方以柴胡领邪外透；加青蒿、常山助柴胡透邪外出，治热不透邪外出，非其治也；黄芩清泄郁热；加生石膏、知母取白虎之义，助黄芩清泄郁热，为君药。桔梗、桔壳一升一降，开发上焦之气；厚朴、草果、苍术辛烈辟秽，燥湿化痰，宣畅中焦之气；槟榔加泽泻下气破结，消痰化积，淡渗利湿，疏利下焦之气，"治湿不利小便，非其治也"，为臣佐之用。全方透表清里，和解三焦，使湿化热清，积痰得去，膜原之邪俱除，故 8 年之沉疴如冰融化，大见奇效。[韩贵周. 柴胡达原饮治愈间断发热 8 年 1 例. 甘肃中医，2004，17（7）：21]

（三）干燥综合征

郎某，女，54 岁。主因"咽干伴口舌生疮疼痛 3 个月余"曾就诊于某西医医院。查血常规：WBC $3.36 \times 10^9/L$，RBC $3.96 \times 10^{12}/L$，HGB 121g/L，PLT $141 \times 10^9/L$，LYM% 0.34，NEUT% 0.57；CRP（−）；尿常规（−）；生化：Cr、BUN、AST、ALT 均正常；RF（+）；抗 SSA（+），抗 SSB（+），ANA（+），抗 ds-DNA（−）。西医诊断为"干燥综合征"，予泼尼松，帕夫林，维生素 C 等治疗 1 周后，效果不明显。2007 年 6 月 13 日来诊，症见：咽干伴口舌生疮疼痛，无泪无涕，心烦，胸背、手心热，手紫红，汗出多，头痛耳鸣，纳少疲乏，腰以下畏寒，大便干，小便黄，舌红有裂纹、苔黄，脉弦细。诊为郁热内阻，阴不上承之格证。方用新加达原散加减。药用：青黛

（包煎）6g，细辛 3g，赤芍 45g，生石膏 30g，白芷 10g，乳香 6g，草果 8g，蝉蜕 4g，僵蚕 10g，姜黄 10g，酒大黄 5g，黄芩 12g，柴胡 15g，厚朴 10g，白花蛇舌草 60g。

服上方半月余，二诊见口、鼻、眼干减轻，可见少许涕泪，口舌生疮疼痛消失，头痛耳鸣消失，畏寒好转。原方减白花蛇舌草，继服 30 剂。

三诊时自觉疲乏无力较前加重。原方加生黄芪 45g，防风 10g，继服 60剂，干燥症状明显改善，目前在巩固治疗中。

按 干燥综合征一般临床诊治多以滋阴润燥为首选，此病例一改传统治疗思维模式，认为病人干燥表现为郁热内闭于中，阻遏气机升降，气血郁闭上下不通，阴不上承，上身无阴液滋润而见一派干燥之象；燥易生热，则燥热并见；阳热被遏于上，无以温化下元则见下焦畏寒；故格阳于上，格阴于下，为气机升降不利所致，非虚证，治疗上自然不得偏重滋补。首诊症见燥热之象较甚，加用白花蛇舌草清热解毒。三诊毒热已去，正气亦虚，会以黄芪赤风汤补中有行，又可防邪热进一步耗伤正气，诸药使郁热得以宣散，气机得以调达，孔窍得以濡养。［郭颖．新加达原散治疗"格""闭"证解析．辽宁中医杂志，2008，35（5）：709-710］

（四）关节疼痛

王某，女，34 岁。主因"右侧上、下肢骨关节疼痛十余年"于 2007 年 3 月28 日来诊。病人 10 年前生产后受凉出现右侧上下肢骨关节疼痛，每遇寒冷天气，疼痛症状加重。西医尚未明确诊断，曾多方中医治疗，未见明显好转。就诊时见右侧上、下肢骨关节疼痛，恶寒，面色萎黄，无汗出，纳可，眠差多梦，夜尿频，大便干结 2～3 日一行，舌黯紫、苔黄腻，脉细滑。诊为郁热不达，闭阻经脉之闭证。方用新加达原散加减。药用：青黛（包煎）6g，细辛 3g，全蝎4g，羌活 10g，独活 10g，苍术 15g，赤芍 45g，生石膏 30g，制乳香 5g，制没药5g，草果 8g，蝉蜕 5g，僵蚕 10g，姜黄 10g，酒大黄 6g。15 剂，水煎服。

复诊：关节疼痛有所减轻，汗出畅，眠转佳，上方加桂枝 10g，知母 12g，继服 20 剂。

三诊时关节疼痛明显好转，其后组方多在此基础上略有加减，又服药 3 个月痊愈，随访 2 个月未见复发。

按 此病人本为生产后元气亏虚，始为虚证，复因感寒受邪，至虚之体无以抵御外邪，卫外不固，则邪气突破卫阳，直达半表半里之间，郁闭于膜原，内闭气血不得出入，日久则生内热，热郁而不得宣，终成郁热内闭之证；深伏膜原之阴寒邪气每遇寒湿外袭，则合邪而发，加重包裹内闭之势，疼痛愈重。因病人久病失治，郁滞入络，络闭不通而见关节疼痛，故方中佐以细辛、全蝎搜络散结止痛；并外用苍术、羌独活以散寒祛湿解表。二诊加重郁闭之势的寒湿外邪已去，但已出现营卫失和之状，故原方合以桂芍知母汤以通脉和营止痛。[郭颖. 新加达原散治疗"格""闭"证解析. 辽宁中医杂志，2008，35（5）：709-710]

【现代研究】

慢性乙肝

本方用于治疗慢性乙肝，其中治疗组 35 例量服柴胡达原饮加味合苦参素胶囊；对照组服用双环醇片合苦参素胶囊。治疗组总有效率为 88.5%，对照组总有效率为 65.7%，两组对比有明显差异，其中治疗组 HBV-DNA 水平下降明显，较对照组有非常明显的差异。[米云鹏. 柴胡达原饮联合苦参素胶囊治疗慢性乙肝 35 例. 中国社区医师·医学专业半月刊，2009，（13）：140]

【临证提要】

本方用于治疗痰湿阻于膜原。临床可症见胸膈痞满，心烦懊恼，头眩口腻，咳痰不爽，间日发疟，舌苔厚如积粉，扪之糙涩，脉弦滑。

蒿芩清胆汤

【来源】《三订通俗伤寒论·六经方药·和解剂》。

【组成】 青蒿脑 钱半至二钱　淡竹茹 三钱　仙半夏 钱半　赤茯苓 三钱　青子芩 钱半至三钱　生枳壳 钱半　陈广皮 钱半　碧玉散 包，三钱

【用法】 水煎服。

【功效】 和解胆经。

【主治】 三焦湿热，胆热痰阻。

【方解】 方中用苦寒芬芳之青蒿脑（即青蒿新发之嫩芽），既清透少阳邪热，又辟秽化浊；合黄芩苦寒，清泄胆腑邪热，并为主药，既透邪外出，又清内湿热。竹茹清胆胃之热，化痰止呕；半夏燥湿化痰；陈皮、枳壳宽胸畅膈，和胃降逆，为辅药。赤茯苓、碧玉散（滑石、青黛、甘草）清热利湿，导湿热下泄从小便而出，为佐药。

【临床应用】

（一）伏暑

赵某，男，26 岁。2010 年 10 月 25 日初诊。病人发热、恶寒 10 天。曾在某院查血常规：白细胞 $9.8×10^9$/L，中性粒细胞 0.79，淋巴细胞 0.21。诊断为上呼吸道感染。经阿洛西林注射液等治疗 1 周，汗出热退，但继而复热，遂转笔者处治疗。诊见：寒热似疟阵作，发无定时，午后热张，入暮更甚，体温达 39.5℃，伴口渴心烦，胸腹皮肤灼热，胃脘痞闷，尿黄便秘，舌红、苔黄白腻，脉弦濡数。证属暑伏少阳，枢机不利。治拟清泄少阳。蒿芩清胆汤加味：青蒿 20g，黄芩、连翘各 12g，竹茹、枳壳、陈皮、半夏、柴胡、栀子、碧玉散（包）各 10g，赤茯苓 30g，川黄连、白豆蔻各 6g。药进 3 剂后，夜得汗出，热降烦减，体温 37.8℃，诸症已有转机。再进 2 剂后，胸腹之热除，脉濡缓。去川黄连、栀子，再进 2 剂，则热退身凉，脘痞、尿黄消失，但大便 3 日未行，青蒿减为 15g，加大黄 6g，续服 2 剂，大便即通。停药观察 1 周未发。

按 伏暑是由暑湿或暑热病邪郁伏而发于秋冬季节的急性外感热病。本案暑湿内伏，未得清透而郁蒸少阳气分，秋季为寒邪所侵，新邪欲入，伏气欲出，正邪交争，少阳枢机不利，则寒热如疟；午后湿热之邪交蒸更甚，上

扰心神则心烦；湿热蕴阻中焦则脘中痞闷；湿郁蕴久则化热，伤津耗气则见口渴、尿黄、便秘。辨证属暑湿伏郁少阳，枢机不利之证。用蒿芩清胆汤清泄少阳；佐以柴胡、栀子、川黄连、连翘、白豆蔻和解清热，化湿除烦。证药相符，故而获愈。[王展.蒿芩清胆汤治验三则.浙江中医杂志，2013，48（12）：921]

（二）更年期综合征

严某某，女，48岁。2011年4月20日初诊。病人近1年来，常感头目眩晕，耳鸣如蝉，头面烘热阵作，胸中烦闷，呕恶痰涎，月汛先期，经量偏少，尿少色黄，口苦咽干，舌红、苔黄腻，脉弦细滑。经多种检查后诊断为更年期综合征。证属痰热上扰。治拟清利肝胆，清化痰热。蒿芩清胆汤加减：青蒿、天麻、钩藤、白芍、茯苓、赭石（先煎）、滑石（包）各15g，黄芩、半夏、陈皮、枳壳各12g，瓜蒌皮、郁金、竹茹各10g，青黛（包）、甘草各6g。药进14剂后，眩晕耳鸣、头面烘热、胸中烦闷明显好转，但咽干仍有，上方去瓜蒌皮、赭石，加生地黄、知母以养阴清热。再进7剂后，眩晕耳鸣、口苦咽干尽除，呕恶痰涎也消，尿色转清，续服上方（去碧玉散、郁金）半月，诸症消除，随访半年未复发。

按 本例病人系更年期，肾气渐衰，肾阴不足以涵养肝木，肝失疏泄，气滞津凝成痰，日久化热而致痰热阻于肝胆经脉，上扰清窍。投蒿芩清胆汤。方中青蒿、黄芩清利肝胆之热；半夏、竹茹、陈皮、瓜蒌皮清热化痰，宽胸利气；枳壳、郁金解郁除烦；天麻、钩藤、赭石清热平肝降逆；碧玉散、茯苓清利湿热，导邪下行。诸药同用，共奏清利肝胆，清化痰热之功。[王展.蒿芩清胆汤治验三则.浙江中医杂志，2013，48（12）：921]

（三）盗汗

陈某某，男，40岁。2012年3月5日初诊。病人下肢骨折术后3个月，盲目进补，近1个月来，每于天亮之前寐中汗出涔涔，醒后湿透，身微热，口苦喜怒，两胁胀满，小溲短少，呕逆纳呆，舌红、苔黄腻，脉弦滑数。证属湿热郁遏少阳。治拟清热利湿，疏泄少阳。蒿芩清胆汤加减：青蒿、山楂、滑石（包）、糯稻根、煅龙骨、煅牡蛎（先煎）各15g，黄芩、陈皮、枳壳、木香各10g，竹茹、半夏各9g，赤茯苓、麦芽各30g，青黛（包）、川黄连各6g，甘草3g。7剂，并忌恣食肥甘。药后，盗汗已明显减轻，上方去煅龙骨、煅牡蛎、木香，续进7剂，则盗汗止，余症悉平。

按 盗汗不独阴虚，临床上湿热所致盗汗亦不在少数。本例病人系内伤饮食，积滞生湿化热，湿热交蒸，入于阴分，正邪纷争，营阴失守，迫津于外，盗汗发生。而寅卯之时乃少阳之气生发较旺之时，少阳气机为湿热所遏，枢转受阻，故汗出于天明之前。《伤寒明理论》云："伤寒盗汗者，非若杂病之虚，是由邪气在半表半里使然也。"而胁肋胀满、口苦喜怒、呕逆纳呆、小溲短少为一派湿热郁阻少阳、三焦气机不畅之象。本案起于积食所伤，故以蒿芩清胆汤合消食导滞之品同用，方可切中病机而取效。[王展. 蒿芩清胆汤治验三则. 浙江中医杂志，2013，48（12）：921]

（四）抑郁症

周某，女，45岁。2001年6月4日初诊。病人心烦喜悲，夜寐不宁，甚至彻夜不眠，或寐后乱梦纷纭，醒后惊悸不宁，已达3个月余。每天午后时寒时热，体温在37.2℃～37.5℃。伴体倦乏力，胸闷恶心，心烦懊恼，口苦口干，纳谷不佳，小便色黄，大便偏干，月经前后不定期半年余。曾经多项检查未见异常。诊断为抑郁症，更年期综合征。给予口服谷维素、更年安、安定片等，症状无改善，而求诊于笔者。见其精神疲惫，善言欲哭，舌质红、苔白腻中根黄，脉弦带滑。证属湿热郁遏，少阳气机不利，胆胃不和，扰乱心神。治拟清热利湿，温胆宁心。予基本方7剂后精神稍振，口苦明显好转，每晚能熟睡4小时左右，午后寒热亦减轻，体温最高37.3℃。

前方有效，去枳壳加远志10g，又服7剂后，病人精神转佳，心情好转，夜寐亦安，每晚能熟睡6小时以上，梦少，余症亦瘥。以疏肝和脾之剂巩固治疗2周，至今未有复发。[陈青. 蒿芩清胆汤加味治疗抑郁症50例. 中医杂志，2003，44（S2）：93-94]

（五）胆汁反流性胃炎

张某，男，46 岁，干部。主诉：胃脘部疼痛不适反复发作 3 年余，近日加重。该病人于 3 年前因过量饮酒出现胃脘部疼痛，剧烈呕吐，经治疗症状消失，其后每因饮食不慎即感胃脘部饱胀、疼痛。近日因外出就餐过食辛辣而致胃痛加重，伴有腹胀、嗳气、反酸、烧心、恶心、呕吐酸苦水，大便干，小便黄，舌红、苔黄腻，脉弦滑。胃镜检查结果示：胆汁反流性胃炎。中医诊断为胃脘痛。证属肝胆郁热，胃失和降。治予清利肝胆，和胃降逆。方用蒿芩清胆汤加减治疗。处方：青蒿 15g，黄芩 10g，竹茹 10g，半夏 8g，茯苓 12g，枳壳 10g，陈皮 10g，柴胡 8g，赭石 15g，白芍 10g，甘草 10g。7 剂，水煎服，每日 1 剂。

二诊：服上药后胃痛明显减轻，呕吐次数减少，腹胀缓解，仍有嗳气、反酸、大便干、小便黄等症，舌脉如前。继服上方加黄连 5g，大黄 10g（后下）。服 7 剂。

三诊：胃痛、腹胀消失，已有两天未出现呕吐，嗳气、反酸明显减轻，大小便正常，舌淡红、苔薄白，脉弦滑。继服初诊方 7 剂巩固疗效。随访 1 周后诸症消失，近 3 个月未复发。胃镜复查炎症消失，未见胆汁反流，Hp（-）。

按 胆汁反流性胃炎又称碱性反流性胃炎，是由于幽门括约肌功能失调或胃肠吻合术后所致，主要是含胆汁酸的十二指肠液反流入胃，引起胃黏膜充血、水肿、糜烂等炎症病变，其症状除上腹部胀痛、隐痛、灼痛或者不适，餐后或者抗酸药难以缓解外，常伴有胆汁性呕吐或者恶心，体重下降等。属中医学"胃痛""呕吐""嘈杂"等范畴。《灵枢》云："邪在胆，逆在胃，胆液泄则口苦，胃气逆则呕苦。"其发病特征似与反流性胃炎相吻合。本案病人过食辛辣，湿热内蕴，结于胆腑，胆气横逆，胃失和降，不通则痛，故见胃痛；肝胆郁热，克犯脾胃，胃气上逆，胆汁反流，引起嗳气、反酸、烧心、恶心、呕吐酸苦水；胃气郁滞，腹气不通，故见腹胀，便干；小便黄，舌红、苔黄腻，脉弦滑，均为肝胆郁热，痰湿内阻之象。药用青蒿、黄芩、柴胡清利肝胆；竹茹、半夏、赭石降逆化痰止呕；枳壳、陈皮理气化痰宽中；茯苓健脾利湿和中；白芍、甘草缓急止痛。诸药相伍，疏肝清胆，和胃降逆，使脾胃气机升降恢复正常。［麻春杰，韩雪梅，钱占红，等．蒿芩清胆汤在脾胃病中的应用．中国中医药现代远程教育，2010，8（15）：65-66］

（六）功能性消化不良

邢某某，女，54岁。上腹部痞闷不适6年余，近3个月加重。病人6年前因饮食不节出现胃脘部饱胀不适，尤其是餐后加重，服用多潘立酮、奥美拉唑等药可缓解，其后经常反复发作。近3个月症状明显加重，经过胃镜，钡餐胃肠造影，B超肝、胆、胰和各项化验检查均未发现器质性病变，诊断为"功能性消化不良"，服用多种西药治疗，效果不显，就诊于中医。现症见：上腹部饱胀不适，纳呆，恶心，时有烧心和反酸，口苦口臭，尿黄，渴不欲饮，便溏，舌红、苔薄黄腻，脉滑数。中医诊断为痞满。证属湿热阻胃。立清热化湿，和胃消痞之法。以蒿芩清胆汤加减治疗。药用：青蒿15g，黄芩10g，黄连5g，竹茹10g，半夏8g，茯苓12g，枳壳10g，陈皮10g，旋覆花（包）10g，焦三仙各15g，甘草10g。7剂，水煎服，每日1剂。服药后主症明显减轻，继服14剂后症状消失。

按 功能性消化不良亦称非溃疡性消化不良，属于中医学"痞满""纳呆""反酸"等证。中医学认为本病的发生是由于脾胃虚弱，外感时邪或饮食不节、情志不畅或治疗失当所致。胃主通降，以降为顺，脾主升清，以升为健，该病人饮食不节，脾胃受伤，纳运无力，食滞内停，痰湿中阻，气机被阻，导致脾胃升降失职出现痞满。病程日久，湿邪郁而化热，困阻脾胃，气机不利，故见上述诸症。采用蒿芩清胆汤加减治疗。方中青蒿清热利湿，清透少阳邪热；黄芩、黄连清热燥湿；竹茹清热化痰，除烦止呕；半夏、旋覆花燥湿化痰，降气止呕，消痞散结；茯苓渗湿利水；枳壳理气消积，化痰除痞；陈皮理气调中；焦三仙消积化滞；甘草调和诸药。全方重在清热利湿，和胃降逆，切合病机，诸症悉除。［麻春杰，韩雪梅，钱占红，等．蒿芩清胆汤在脾胃病中的应用．中国中医药现代远程教育，2010，8（15）：65-66］

（七）溃疡性结肠炎

杨某，女，36岁。自诉患有腹泻、腹痛一年多。经结肠镜检查，西医诊断为慢性非特异性溃疡性结肠炎。曾服用柳氮磺胺吡啶、固肠止泻丸等多种中西药物治疗，病情时好时坏，近日又明显加重。现症见：大便次数每日5～6次，便中夹有黏液脓血，里急后重，泻后不爽，左下腹胀痛明显，肛门灼热，口干苦欲饮，心烦，纳呆，恶心，全身倦怠乏力，小便色黄，舌质红、苔黄腻，脉滑数。中医诊断为痢疾，证属湿热蕴结，气血壅滞。立清肠化湿，调气和血，兼以健脾益气之法。以蒿芩清胆汤加减治疗。药用：青蒿10g，黄芩10g，黄连8g，半夏8g，茯苓12g，枳壳10g，陈皮10g，柴胡8g，白芍10g，甘草10g，生黄芪30g，党参10g，白茅根10g，苦参10g。水煎服10剂，服药后腹胀、腹痛明显减轻，食欲好转，大便每日3～4次，便中已无脓血，但仍有少量黏液，余症基本同前。继续服上药1个月，所有症状均消失，大便成型，每日1～2次。

按 溃疡性结肠炎是以直肠、结肠黏膜及黏膜下层的炎症和溃疡形成为病理特点的慢性非特异性肠道疾病。临床以血性黏液便、腹痛、腹泻、里急后重为主要症状，属中医学"泄泻""久痢""休息痢""滞下"等范畴。中医学认为溃疡性结肠炎多因感受外邪、饮食所伤、情志失调及脏腑虚弱所致，本案属本虚标实之证，脾虚为发病之本，湿热邪毒为致病之标且贯穿始终，而湿热邪毒蕴结，壅滞肠中，传导失司，气机不通，气血壅滞，脉络失和，血败肉腐，内溃成疡是其局部病理变化。初发期和反复发作期以邪气盛为主兼见脾虚，治应以清热利湿，调和气血为主，兼以健脾。方中青蒿、黄芩、黄连、苦参清热燥湿解毒，凉血行瘀；配以地榆、当归行血活血，体现了"行血则便脓自愈"之义；党参、茯苓、半夏健脾胜湿；枳壳、陈皮行肠胃气滞，"调气则后重自除"；柴胡舒肝和胃，升阳举陷；生黄芪益气升阳，托毒生肌；白芍、甘草养血和营，又能缓急止痛。全方具有显著的清热化湿，解毒降浊，理气健脾之效，可使湿祛热清，气血调和，泻痢自除。[麻春杰，韩雪梅，钱占红，等. 蒿芩清胆汤在脾胃病中的应用. 中国中医药现代远程教

育，2010，8（15）：65-66]

（八）淋证

朱某，女，41岁。2007年10月19日初诊。1个月来脘腹满闷，小便频数短促，溺时有灼痛感，腰酸软，尿黄浊、有臭味，大便溏，口苦黏，舌红、苔薄黄腻，脉滑数。尿检：红细胞（++），白细胞（+++），蛋白（±）。证属中焦湿热下注膀胱。治宜清化湿热，利尿通淋。药用：青蒿、黄芩各15g，茯苓、枳壳、竹茹、姜半夏各12g，陈皮12g，栀子9g，碧玉散（包煎）12g。5剂后尿道涩痛减轻。又服5剂，诸症消失，尿检转阴，以参苓白术散调理善后。

按 湿热之邪蕴结下焦，而致膀胱气化不利，常为淋证发病之主因。临床选方用药，多以八正散、导赤散、小蓟饮子之属，而笔者遵丁甘仁"和解枢机，芳香淡渗，使伏匿之邪从枢机而解"立法，选用蒿芩清胆汤，每收良效。[樊莹丽．蒿芩清胆汤临床新用．光明中医，2010，25（3）：508]

（九）眩晕

徐某，男，46岁。2008年2月20日初诊。6个多月来，头晕目眩，甚则房屋旋转，胸闷泛恶，时作时止，纳差少寐，语声重浊，喉间多痰，口苦燥，苔白腻，脉弦滑数，曾中、西医治疗，疗效不显。证属脾胃不和，痰热中阻。治宜清胆泄热化痰。药用：青蒿、黄芩、枳壳、陈皮、姜半夏、碧玉散（包煎）、蔓荆子各12g，竹茹12g，茯苓18g，升麻6g，荷叶半张，赭石（先煎）20g。5剂后，眩晕减，呕泛止，语声清，思纳食。续服原方7剂获愈。

按 眩晕之因，有风火痰虚之别，立法遣方须辨四者轻重。若兼挟湿（痰）热者，一般选用温胆汤、半夏白术天麻汤化裁。笔者则认为温胆汤为温和之剂，虽有祛痰化湿之功，但清化湿热之力稍嫌不足；半夏白术天麻汤性温香燥，每有灼津成痰，而使眩晕加剧之弊；唯用蒿芩清胆汤，使清窍通畅，眩晕即止。[樊莹丽．蒿芩清胆汤临床新用．光明中医，2010，25（3）：508]

（十）盗汗

黄某，男，42岁。2008年3月初诊。夜间盗汗3年余，汗出即醒，循手足流下如水洗样，身发凉。月发数次，神萎，口苦黏，苔白黄厚腻，脉弦细

37

滑。证属肝胆湿热胶蒸。治宜清胆泄热利湿。药用：青蒿、黄芩、茯苓各12g，枳壳、姜半夏、碧玉散（包煎）、秦艽各10g，陈皮9g，胡黄连6g，薏苡仁30g。5剂后，口苦减，苔转薄白腻，再服10剂，盗汗即止。

按　盗汗多以阴虚为主，故治疗多从滋阴立法。然而临床所见，湿热胶蒸而盗汗者也不少见。如肝胆湿热扰于阴分而盗汗，当以清胆泄热利浊为要，令湿热分离则愈，用蒿芩清胆汤加减获效。［樊莹丽．蒿芩清胆汤临床新用．光明中医，2010，25（3）：508］

（十一）味觉失常

苏某，女，36岁。2007年8月2日初诊。自诉每至夏季失去味觉，2个月前又作，经医院反复检查，原因未明。曾有鼻窦炎病史3年。苔薄黄腻，脉滑数。盖怪病多痰，痰阻胆经，横逆犯胃，胃气不和。治宜转枢机以宁胆和胃。药用：青蒿15g，炒黄芩18g，姜半夏、陈皮、枳壳、竹茹、石菖蒲、碧玉散（包煎）各12g，茯苓、乌梅各12g，甘草3g，荷叶半张。5剂后，食有香味，续进5剂，味觉正常而告愈。

按　味觉失常，病因繁多，而总与脾胃运纳失常相关。大凡治法，以健运为主。笔者则认为，若以清胆气运脾胃则效更著。因为"脾开窍于口""心气通于舌"，心脾不和，则舌为之无味。又胆为少阳枢机，若枢机拨动则脾升而胃降。故与其独运脾胃，毋宁用蒿芩清胆汤加乌梅、石菖蒲、荷叶之属转枢机而宁胆腑，则收效更著。［樊莹丽．蒿芩清胆汤临床新用．光明中医，2010，25（3）：508］

（十二）胁痛

王某，女，46岁。2007年8月25日初诊。胆囊炎病史5年，每月发作，形体瘦，右胁作痛，牵引肩背，往来寒热，口苦咽干，胸闷泛恶，厌食油腻，脉滑数。证属肝胆湿热蕴结。治宜利胆畅中。药用：青蒿、黄芩各15g，枳壳12g，竹茹、茯苓、姜半夏、碧玉散（包煎）、郁金、延胡索、川楝子各12g，陈皮9g。5剂后，胁痛稍安，胸闷好转，原方加生栀子15g，再服5剂，诸症消失。予四逆散合异功散加焦山楂30g、神曲15g善后。

按 湿热之邪，阻于少阳，肝胆之气怫郁，发为胁痛。治此之法，当以疏肝利胆，清热化湿为要，常用大柴胡汤、柴胡疏肝散之类。笔者认为，上方虽属和通之剂，但用于体虚之人则不甚适宜。如气滞兼挟湿热之胁痛，用蒿芩清胆汤最宜。[樊莹丽．蒿芩清胆汤临床新用．光明中医，2010，25 (3)：508]

（十三）发热

尚某，女，55岁，退休。2012年12月14日就诊。主诉发热半个月。为某医院住院病人。住院期间，白天体温基本正常，每于晚上8点左右开始发热，持续2～3小时，最高体温38.2℃。先后诊断为"风湿病待查""结核病待查""血液病待查"等，静脉滴注盐酸左氧氟沙星注射液等，效果不佳。因病人惧怕骨髓穿刺特来我院就诊。现症见：面色萎黄，神疲乏力，气短，头痛如裹，两胁胀满，舌质暗淡、苔黄，脉数。诊断：发热。辨证为湿热郁阻于足少阳胆，少阳枢机不利。治则清热化湿，和解少阳。方选蒿芩清胆汤加减。药用：青蒿12g，黄芩12g，竹茹12g，枳壳9g，滑石15g，陈皮10g，茯苓9g，青黛6g，石菖蒲6g，郁金10g，竹叶9g，苍术15g，藿香9g，佩兰9g，淡豆豉6g，蝉蜕6g。3剂，水煎服，3次/天。服药当晚，电话告知，晚约下午6点喝药，30分钟后遍身汗出，发热时间推后至约晚上9点，持续约1小时。嘱坚持服药。3剂后，病情基本稳定。

按 温病治少阳证弃用小柴胡汤，而选中蒿芩清胆汤，以气味芳香，苦、辛、寒的青蒿为君，促使湿热交结、少阳实热偏盛、湿热兼挟痰浊中阻、祛逐温邪走横，向腠理膜原空隙管道透泄外出，又使湿热痰浊之阴柔湿滞病邪从下焦二阴窍排污外出。念湿热夹杂，缠绵不愈，效不更方，嘱再进5剂。药尽病退，后以健脾益气方善后。[魏小明．蒿芩清胆汤治验举隅．长春中医药大学学报，2014，30（1）：81-83]

（十四）耳鸣

张某，女，63岁，退休。2013年1月19日就诊。主诉耳鸣耳聋半年余，曾多处就诊，效果不佳。平素喜看养生书籍，自认为肝肾阴虚。长期口服中成药六味地黄丸及耳聋左慈丸，罔效。现症见：体型消瘦，耳鸣脑胀，心烦，失眠多梦，口苦咽干，脘腹胀满，不思饮食，舌质暗淡、舌苔黄腻，脉滑数。平素喜食辛辣。诊断：耳鸣。辨证属少阳胆经湿热，气机不畅，胆热痰扰。治宜清胆和胃，祛瘀化痰。方选蒿芩清胆汤加减。药用：青蒿9g，黄芩12g，蝉蜕15g，蒺藜12g，陈皮10g，半夏10g，茯苓9g，竹茹9g，磁石15g（先煎），石菖蒲10g，当归12g，野菊花12g，厚朴9g，白芍12g，远志10g，枳实10g。7剂，水煎服，2次/天，药尽病瘥，后以六君子汤健脾益气方善后。[魏小明.蒿芩清胆汤治验举隅.长春中医药大学学报，2014，30（1）：81-83]

（十五）呃逆

刘某，女，53岁，退休。2013年4月7日就诊。主诉：间断呃逆3年，加重半年。3年来，每逢生气后即呃逆不止，声音沉闷。初期喝水，捻压内关穴或出门散心，调畅情志有效。后发作，呃逆声音洪亮，难以自控。病人痛苦不堪，偶有夜间发作，呃逆不止，难以入睡。先后在多家医院就诊，检查无器质性病变，无须处理。现症见：形体消瘦，呃声连连，口苦，咽干，胸胁胀痛，干呕，舌质红、苔黄腻、有裂纹，脉濡数。诊断：呃逆。辨证为胆郁湿热，乘于胃土，胃失和降，气逆作呃。治则：清化胆经湿热，降逆和胃止呃。方选蒿芩清胆汤加减。药用：青蒿12g，黄芩12g，竹茹10g，枳壳9g，滑石10g，茯苓9g，青黛6g，石菖蒲3g，郁金10g，旋覆花（包煎）10g，佩兰9g，柿蒂6g，赭石（先煎）15g，当归10g，白芍9g，杏仁9g，生地黄3g，麦冬3g。7剂，水煎服，3次/天。药尽，病情减半。再进5剂，病愈。[魏小明.蒿芩清胆汤治验举隅.长春中医药大学学报，2014，30（1）：81-83]

（十六）失眠

王某，男，47岁，司机。2012年12月14日就诊。主诉失眠2个月，起初每夜尚能睡4～5小时，易醒，梦多，睡眠不实。自以为长期夜间开长途车，阴阳失调所致，未治疗。后发展至彻夜辗转反侧，难以入眠，痛苦不堪。自服舒乐安定等，效果不佳。现症见：体型肥胖，面容憔悴，神思恍惚，口苦，口异味较重，烦躁，小便黄，大便不爽。舌质红、舌苔黄，脉濡数。有烟酒嗜好，喜吃油炸、烧烤类食物。诊断：失眠。辨证属湿热困脾，土壅木郁，影响肝胆气机升降出入而致湿热互结。治宜健脾化湿，疏利肝胆，调畅气机。方选蒿芩清胆汤合三仁汤加减。药用：青蒿10g，黄芩10g，竹茹12g，枳壳10g，滑石20g，茯苓10g，青黛6g，石菖蒲10g，郁金10g，远志10g，当归10g，杏仁10g，薏苡仁15g，白豆蔻10g，竹叶9g，苍术15g，藿香9g，佩兰9g。首进5剂，效果明显，二便通畅，情绪稳定，有睡意。效不更方，又进7剂，病瘥。[魏小明．蒿芩清胆汤治验举隅．长春中医药大学学报，2014，30（1）：81-83]

（十七）胁痛

杨某，男，56岁，退休。2012年1月21日初诊。主诉：半年前因家庭琐事和妻子吵架后，情绪低落，闷闷不畅。后慢慢感觉到身体乏力，右胁胀痛，纳呆，恶心欲吐，口干苦，大便不畅，小便颜色深黄。因其弟弟死于肝癌，思想压力较大，在某医院急查肝功能，乙肝系列，B超等，确诊为：肝炎（无黄疸型）；肝硬化（轻度）。现症见：面色黧黑，白睛不黄，形体消瘦，精神倦怠，少气懒言，善叹息，舌紫暗、苔黄垢腻，脉弦滑。腹部柔软，脾肋下未触及。诊断：胁痛。此为肝郁日久，肝失疏泄，肝木乘脾，脾失健运。治以清肝利胆，健脾活血止痛。方选蒿芩清胆汤加减。药用：青蒿10g，黄芩9g，竹茹12g，枳壳10g，滑石20g，茯苓12g，青黛6g，石菖蒲10g，郁金10g，当归10g，薏苡仁15g，碧玉散10g，茵陈30g，赤芍、白芍各15g，柴胡10g，延胡索10g，川楝子10g，生大黄10g，焦三仙各10g。

服药7剂后，胁痛减轻，恶心已除，小便通畅，颜色变浅，但舌体仍紫暗，脉弦滑。原方加桃仁、红花各10g，丹参30g，再进10剂，病情明显减轻。考虑此为慢性肝病，嘱咐其应注意清淡饮食习惯，需长期吃药摄生调养，忌烟酒。后以健脾益气，养阴柔肝之丸药服之。[魏小明．蒿芩清胆汤治验举隅．长春中医药大学学报，2014，30（1）：81-83]

（十八）眩晕

樊某，女，52岁。2013年7月11日就诊。主诉：眩晕1周。病人1周前起床时突感眩晕，伴随呕吐。曾经以"梅尼埃病"治疗，效不佳。现症见：体型消瘦，耳鸣，口苦，脾气烦躁，说话声音洪亮，小便黄，舌质红、舌苔黄，脉弦滑。诊断：眩晕。辨证属阴虚火旺，痰火上蒙清阳，影响肝胆气机升降出入。治宜疏利肝胆，调畅气机。方选蒿芩清胆汤加减。药用：青蒿10g，黄芩10g，黄连3g，竹茹12g，枳壳10g，滑石20g，茯苓10g，青黛6g，石菖蒲10g，郁金10g，陈皮9g，半夏9g，茯苓10g，炙甘草6g，柴胡6g，青皮9g，制龟甲10g（先煎），生地黄9g。首进5剂，眩晕明显减轻。效不更方，又进7剂，病瘥。[魏小明．蒿芩清胆汤治验举隅．长春中医药大学学报，2014，30（1）：81-83]

（十九）慢性萎缩性胃炎

刘某，男，56岁。因"胃胀伴隐痛10天"于2012年5月28日就诊于天津中医药研究院附属医院。病人20年前因情绪刺激后出现胃胀痛不适伴嗳气，经检查为慢性浅表性胃炎，治疗后好转，后病人胃胀时作，未予重视。10天前病人突然胃胀加重伴隐痛，自行服药未缓解遂来我院就诊。主症：胃胀伴隐痛10天，连及胸胁，无反酸，纳呆，口苦，饭后嗳气，烦躁易怒，大便黏滞有解不净感，每日一行。查体：腹软，中上腹轻度压痛，无反跳痛，余阴性；舌黯红、苔薄黄腻，脉弦滑。辅助检查：腹部B超：未见明显异常。胃镜：慢性胃炎。病理：（胃窦）中度慢性萎缩性胃炎，部分腺体轻度非典型增生伴中度肠上皮化生。予蒿芩清胆汤加减治疗：青蒿30g，黄芩15g，竹茹10g，半夏10g，陈皮10g，枳壳10g，滑石粉10g，生甘草10g，青黛6g，青皮10g，紫苏梗10g，木香10g，延胡索20g，川楝子6g，柴胡10g，郁金10g，焦槟榔10g，炮姜4g，鸡内金10g，白花蛇舌草30g。7剂，水煎服，日1剂。

2012年6月4日二诊：胃胀伴隐痛减轻，嗳气不多，纳增，大便仍有解不净感，每日一行，舌黯红、苔薄黄水滑，脉弦滑。原方去川楝子、焦槟榔；加车前子10g，泽泻10g。7剂。后继服中药（上方加减）治疗3个月，诸症未作。

2012年12月17日病人因胃脘胀满复来我院就诊，复查胃镜：慢性浅表性胃炎。病理：（胃窦）慢性浅表性胃炎，余阴性。

按 蒿芩清胆汤出自清代俞根初《重订通俗伤寒论》，书中此方用治暑疟，亦治邪传少阳腑证，为和解少阳，清胆利湿，和胃化痰之方。该病人因情志致病，肝气郁结日久，每易化热，木旺侮土，以致肝胃郁热，脾胃清阳之气不升，清气在下，浊气在上，终成湿热之证。久病入络，胃络血瘀，日久成痿。此乃肝胃郁热之证，治当清化湿热，疏肝理脾。方用蒿芩清胆汤加减。重用青蒿，其性苦寒气芳香，清芬透络，合黄芩、竹茹清利湿热；肝火犯胃而液郁为痰，故以枳壳、陈皮、半夏和胃化痰；碧玉散导湿热之邪从小便而去，使邪有出路；另加柴胡、青皮、紫苏梗、木香疏肝理气和胃；郁金入肝经且性寒，清肝疏肝；延胡索、川楝子行气止痛；湿邪非温不化，故少佐炮姜温化湿邪；槟榔、鸡内金健脾消食化积；由于该病有癌变倾向，加用白花蛇舌草，并将碧玉散中生甘草量加大，以清热解毒，防止癌变。

二诊病人诸症明显减轻，因理气药多辛燥，不可久服，故去川楝子、焦槟榔，观其大便不净，舌苔水滑，仍有湿邪滞中，加车前子、泽泻导邪外出。之后仍以蒿芩清胆汤加减治疗 3 个月后病人因胃脘胀满就诊，复查胃镜及病理发现非典型增生及肠上皮化生均消失。慢性萎缩性胃炎症状多不典型，且病程长，有癌变倾向，伴有肠上皮化生、不典型增生属癌前期病变，临床以胃黏膜活检病理确诊。临床中有多种证型，而四诊合参，辨证准确精详是提高其治疗水平的关键所在。[张婷婷．蒿芩清胆汤应用于慢性萎缩性胃炎 1 例．河南中医，2014，34（3）：551]

（二十）脑鸣

某某，男，62 岁。2007 年 3 月 12 日初诊。病人于 2 个月前因家事不顺，情绪消沉郁闷，逐渐出现脑鸣，左侧尤甚，夜间加重，失眠多梦，易惊，神扰不宁，烦闷易怒，小便黄，舌质红，脉弦滑。头颅 CT 检查提示：未见异常。辨证属气机不畅，郁久化痰，上扰清窍。治宜清热化痰，解郁利胆。方用蒿芩清胆汤加味：青蒿 6g，竹茹 9g，半夏 4.5g，茯苓 9g，黄芩 6g，枳壳 4.5g，陈皮 6g，碧玉散 9g，甘草 6g，柴胡 6g，郁金 9g，石菖蒲 9g。每日 1 剂，水煎服。

二诊：7 剂后，病人脑鸣减轻，白天基本不鸣，小便清，但睡眠仍不佳。

上方去碧玉散、柴胡，加炙远志 9g，续服 10 剂，诸症皆愈。

按 《重订通俗伤寒论》云："足少阳胆经与手少阳三焦合为一经，其气化一寄于胆中以化水谷，一发于三焦以行腠理。若受湿遏热郁，则三焦之气机不畅，胆中之相火乃炽，故以蒿、芩、竹茹为君，以清泄胆火。胆火炽，必犯胃而液郁为痰，故臣以枳壳、二陈和胃化痰。又佐以碧玉，引相火下泄。"病人因情志不调，气机失畅，郁久化痰，痰热与郁气搏击互结，上扰清窍。故以蒿芩清胆汤清热化痰为主；佐以柴胡、郁金以条达气机，解郁除烦，痰不自生；再佐以石菖蒲祛痰开窍；炙远志安神定志。诸药合用，相得益彰，使郁结开，痰热清，上窍利，脑鸣愈。[宋云娟. 蒿芩清胆汤治疗内科杂病临证体会. 中国中医药信息杂志，2008，15（5）：87-88]

（二十一）味觉异常

某某，女，46 岁。2007 年 4 月 21 日初诊。病人于 2006 年底因胆结石而行胆囊切除手术，术后近半年来觉口淡，食物乏味，胃纳差，心烦欲呕，寒热往来，郁闷不乐，大便黏滞不爽，小便黄赤，舌质红、苔黄腻。证属湿热郁遏，肝胆气滞。治宜清热利胆，化湿和胃。方用蒿芩清胆汤合三金：青蒿 9g，黄芩 6g，茯苓 12g，陈皮 6g，半夏 9g，枳壳 9g，竹茹 6g，碧玉散 6g，金钱草 12g，鸡内金（研粉分吞）9g，郁金 9g。每日 1 剂，水煎服。

二诊：7 剂后，病人诸症减轻，胃纳渐增，大便日行 1 次，质软，小便清。上方去碧玉散，加柴胡 6g，再进 7 剂，病情缓解，食物有味。

按 《汤头歌诀详解》谓蒿芩清胆汤"方中青蒿性味苦寒，专去肝、胆伏热，领邪外出，配合黄芩、竹茹，尤善清泄胆热，解除热重寒轻之证；半夏、陈皮、枳壳不仅能化痰浊、消痞闷，配合黄芩、竹茹，更能止呕逆、除心烦；赤苓、碧玉利小便、清湿热"。本案病人术后精神紧张，情志不畅，进补过盛，多属恣食肥甘，生痰蕴湿，日久化热，导致湿热蕴蒸肝胆，逆于脾胃，沃于心窍，故口舌为之不和，味觉因之不辨。笔者取蒿芩清胆汤清胆利湿，和胃化痰，胆清则心脾气和，窍开而味觉灵敏矣；配伍郁金、鸡内金解郁健脾助健运；金钱草加强清利胆腑之湿热；柴胡加强和解少阳之功，以除寒热

往来之证。[宋云娟．蒿芩清胆汤治疗内科杂病临证体会．中国中医药信息杂志，2008，15（5）：87-88]

（二十二）心脏神经官能症

某某，女，43 岁。2007 年 6 月 24 日初诊。病人因同事 3 个月前突发心肌梗死死亡而受精神打击，此后经常自觉心悸、心前区不适，甚或隐隐作痛，气短，寒热往来，夜惊，汗出，头晕，纳呆，口苦，食后干呕胁胀，大便秘结，小便黄，舌质红、苔薄黄根腻，脉弦滑。心电图、超声心动图、心脏 X 线及其它临床检查已排除器质性心脏病。辨证属胆郁痰热，内扰心神。治宜清胆解郁，和胃化痰安神。方用蒿芩清胆汤化裁：青蒿 6g，竹茹 9g，半夏 6g，茯苓 12g，黄芩 6g，枳壳 6g，陈皮 6g，碧玉散 6g，炙远志 9g，全瓜蒌 9g，煅龙骨 12g，煅牡蛎 12g，炙甘草 6g。每日 1 剂，水煎服。

二诊：7 剂后，病人心悸发作减轻，无心前区疼痛感，但仍觉夜间易惊，纳呆。上方去碧玉散、炙甘草、煅龙骨、煅牡蛎；加琥珀粉（冲服）4g，鸡内金（研粉分吞）6g，石菖蒲 9g，生甘草 6g，续服 7 剂。

三诊：诸症明显改善，时有夜寐差。守二诊方加酸枣仁 9g，再进 7 剂，诸症痊愈。

按 《素问·灵兰秘典论》云："心者，君主之官，神明出焉。"《医学金鉴·订正金匮要略注》曰："心脏……若为七情所伤，则心不得静，而神躁扰不宁也。"病人因情志不畅，肝气抑郁，五志化火，灼液成痰，上扰心神，而见心悸、气短、头晕等；肝气犯胃，水失运化，与火互结，为痰热郁结，郁滞少阳，可见寒热往来、纳呆、食后干呕、胁胀。故予蒿芩清胆汤清热解郁，和胃祛痰；并佐煅龙骨、煅牡蛎重镇安神；以全瓜蒌、石菖蒲行气化痰；佐酸枣仁除烦安神。全方共达清胆解郁，和胃祛痰，安神定志之功。[宋云娟．蒿芩清胆汤治疗内科杂病临证体会．中国中医药信息杂志，2008，15（5）：87-88]

（二十三）夜半惊恐

某某，女，52 岁。2007 年 7 月 10 日初诊。主诉夜间每及 12 时至次日凌晨 3 时即感惊恐不安，难以入睡，约 4 时过后则可安睡，每夜届时而发作近 2

周，伴纳呆，口苦，头晕，胸闷胁胀，舌质红、苔白腻，脉滑弦。辨证属痰郁化火，肝胆不和。治宜清胆益肝，除湿祛痰。方用蒿芩清胆汤化裁：青蒿4.5g，黄芩6g，竹茹9g，半夏6g，茯苓12g，枳实9g，陈皮4.5g，酸枣仁9g，夜交藤9g，生龙骨12g，白芍6g，石菖蒲9g。每日1剂，水煎服。

二诊：7剂后，病人心神渐感宁谧，夜寐转佳，胃纳增加。效不更方，前方再进5剂，惊恐消失，夜能安卧，头晕胸闷亦愈。

按　《张氏医通·神志门》云："夫惊虽主于心，而肝胆脾胃皆有之，惊是火热，烁动其心，心动而神乱也……惊则气乱，郁而生火生涎。"病人素体肥胖，为痰湿之体，邪盛于里，易怒伤肝，气郁化火，灼津移聚，上扰心神，致善惊、惕惕不安、夜寐易惊。夜间11时至次日凌晨3时，乃少阳胆与厥阴肝之精气输注之时。胆附于肝，一阴一阳，互为表里，体阴而用阳；胆主决断，为中正之官。故以蒿芩清胆汤清胆除湿祛痰；酸枣仁、白芍养肝血、补肝阴，使胆清肝益，阴阳互用；辅以龙骨、夜交藤以镇静安神；石菖蒲行气祛痰和胃。药证相符，诸症皆瘥。[宋云娟.蒿芩清胆汤治疗内科杂病临证体会.中国中医药信息杂志，2008，15（5）：87-88]

【临证提要】

本方适用于三焦湿热，胆热痰阻。证中寒热如疟，寒轻热重，口苦膈闷，胸胁胀痛，为少阳热盛之征；胆热犯胃，胃气上逆，有吐酸苦水，或呕黄涎而黏，干呕呃逆之症；苔白间现杂色，脉滑，为胆胃俱病，气化不行，痰湿中阻所致。故治当清胆热为主，兼以降逆和胃化痰利湿。朱良春将本方扩大应用于湿热发黄之证，认为本方配伍周到，是和解胆经，清利湿热，从而解除寒热如疟和湿热发黄的良方。

∽⌘ 柴胡桂姜汤 ⌘∽

【来源】《三订通俗伤寒论·六经方药·和解剂》。

【组成】柴胡二钱至三钱　川桂枝钱半　干姜钱半　清炙甘草一钱　天花粉三钱至四钱　生牡蛎二钱　黄芩一钱

【用法】水煎服。

【功效】和解温通。

【主治】疟疾。

【方解】君药中以柴胡为阳药解少阳之邪；以天花粉为阴药，大补阴液。臣以桂枝、干姜，和太阳阳明之阳；以黄芩、牡蛎，和少阳阳明之阳。佐以甘草调和阴阳诸药。

【临床应用】

（一）阳痿

王某，男，30 岁。1991 年 3 月 5 日初诊。因患淋病而夫妻失和，病人终日苦闷，意志消沉，渐至阳事不举，伴腹中胀闷，心悸，口干，身热出汗，舌红，脉弦细。以柴胡桂姜汤加味治之。药用：柴胡 8g，桂枝 5g，天花粉 9g，黄芩 10g，干姜 3g，牡蛎 18g，炙甘草 5g，石菖蒲 20g，蜈蚣 3 条。每日 1 剂，水煎服，辅以精神开导。药尽 10 剂，精神舒畅，房事渐可，坚持服药 30 余剂，阳事坚举。

　按　本案因患淋病，长期抑郁，意志消沉，肝失润濡，阳事失疏，下焦水热互结，宗筋失养。故用柴桂姜汤疏肝解郁，利水泄热；石菖蒲宁神化湿开结；蜈蚣入肝走窜最健，郁滞之处，皆能开之。郁滞开，气血旺，宗筋壮而阳事举。[辛文华. 柴胡桂姜汤效用举隅. 北京中医杂志，1994，(4)：38]

（二）房事茎痛

戴某，男，28 岁，干部。1992 年 5 月 10 日初诊。自述因房事后即淋浴，渐至出现行房中阴茎疼痛，至今 3 个月，伴阴部发冷、小腹拘急、腹胀急、口干苦，性功能低下，舌淡、苔薄白，脉弦紧。投柴桂姜汤加减：柴胡 10g，桂枝 6g，黄芩 9g，天花粉 12g，牡蛎 18g，炙甘草 6g，干姜 4g，当归 10g，白芍 12g，蜈蚣 3 条。药尽 9 剂，神色转佳，诸症消失。

　按　本例体虚淋浴，骤感风寒，营卫不和，寒滞肝脉，致入房茎痛，故用柴胡桂姜汤疏肝通调气机，温经散寒，加当归、白芍、蜈蚣，润濡宗筋，兴阳通络止痛。[辛文华. 柴胡桂姜汤效用举隅. 北京中医杂志，1994，(4)：38]

（三）眩晕症

工某，男，35 岁，干部。1992 年 11 月 4 日初诊。阵发性眩晕、恶心、耳鸣 5 年余，加重 3 个月。病始工作不慎，头部外伤，诱发出现眩晕、恶心、耳鸣，邀余诊治。症见：眩晕，恶心，耳鸣，口干苦，身热，舌暗、苔薄白，脉弦涩。即柴胡桂姜汤加味：柴胡 12g，桂枝 10g，黄芩 15g，天花粉 12g，牡蛎 24g，炙甘草 6g，干姜 3g，水蛭 10g，丹参 20g，地龙 20g。服药 15 剂，诸症悉平。

按 本例眩晕症，脉症相参，据"久病多瘀，久病入络"的理论，证属邪陷少阳，肝郁血滞，脑窍失养所致。笔者受前贤王清任用行气散合通窍活血汤治眩晕、耳聋之启示，采用柴胡桂姜汤和解少阳，疏肝畅血；加丹参、地龙、水蛭活血解痉通络止眩，以解除血管痉挛，抑制痉挛，消除水肿，以消除眩晕之病因。[辛文华. 柴胡桂姜汤效用举隅. 北京中医杂志，1994，(4)：38]

（四）渗出性胸膜炎

尼某，女，32 岁，工人。1992 年 10 月 20 日初诊。咳嗽气急，胸痛吐痰，伴发热 2 个月。刻诊：咳嗽气短，胸痛，发热，舌暗红、苔薄黄，脉濡细。查：右肺前第 3 肋、背部第 7 肋以下叩诊浊音，浊音区语颤降低、呼吸音减弱，心率齐，各瓣膜未闻及杂音；X 线：右侧胸膜炎，心影向左移位。诊断：渗出性胸膜炎。投柴胡桂枝干姜汤加味：柴胡 10g，桂枝 9g，干姜 5g，黄芩 10g，天花粉 12g，牡蛎 24g，炙甘草 6g，丹参 20g，丝瓜络 12g，党参 15g。守方增损出入调治 1 个半月，诸症消失。胸透复查：右侧胸膜增厚，伴少许积液。

按 本例采用柴胡桂枝干姜汤，有升有降，表里兼顾，使水饮郁热得以消散；党参、丹参、丝瓜络，益气活血，扶正祛邪，通行经络，除热利胸。

[辛文华．柴胡桂姜汤效用举隅．北京中医杂志，1994，（4）：38]

【现代研究】

溃疡性结肠炎

用于治疗溃疡性结肠炎，62 例溃疡性结肠炎病人随机分为治疗组和对照组，分别给予柴胡桂枝干姜汤（柴胡 30g，黄芩 10g，炙甘草 10g，桂枝 10g，干姜 10g，生牡蛎 10g，天花粉 10g，半夏 10g。水煎后分 2 次温服，每日 1 剂）及柳氮磺吡啶片治疗。于治疗后对两组病人进行症状计分，并根据症状、结肠镜检查判断临床疗效，随访 1 年观察。发现采用柴胡桂枝干姜汤治疗溃疡性结肠炎疗效确切，且不良反应发生率、复发率较低，对腹痛、腹胀症状的改善效果好，值得临床推广应用。[何锟鹏．柴胡桂枝干姜汤对溃疡性结肠炎的疗效分析．世界中医药，2013，8（9）：1051-1052]

【临证提要】

本方为和解三阳，偏重温通之良方，适用于暑邪伏阴，新感冷风，重伤卫阳之证。何秀山认为本证病因为夏伤暑邪，深伏阴分，新感冷风，重伤卫阳，至深秋新感冷风，重伤卫阳，发为疟疾。其症寒多热少，肢冷胁痛，故当温和其阳，微和其阴。原方中所提到用的阴阳水者，何廉臣认为阴阳水有三：一新汲水与百沸汤和匀；二河水与井水同用；三井泉水与天雨水同煎。其认为阴阳水主要为天雨水与煎沸清泉水和匀，故阴阳水又一名生熟汤。

～～ 柴 平 汤 ～～

【来源】《三订通俗伤寒论·六经方药·和解剂》。

【组成】 柴胡一钱　姜半夏钱半　川厚朴二钱　炙甘草五分　炒黄芩一钱　赤茯苓三钱　制苍术一钱　广陈皮钱半　鲜生姜一钱

【用法】 水煎服。

【功效】和解化湿。

【主治】邪伏膜原、湿滞脾胃之湿疟。

【方解】本方由小柴胡汤合平胃散合方衍化而成。故方中由小柴胡汤和解少阳，清疏邪热；平胃散行气运脾，燥湿和胃，合为和解少阳，运脾之剂。二方加减，取其一则达膜，一则燥湿，为和解少阳阳明，湿重热轻之良方。

【临床应用】

少阳兼挟湿滞脾胃

某某，男，症见：胸胁苦满，脘腹胀闷，不思饮食，心烦口苦，恶心欲吐，嗳气吞酸，肢体沉重，舌苔白腻，脉弦滑。处方：嫩柴胡、炒黄芩、厚朴花、制苍术各12g，姜半夏10g，赤茯苓15g，广橘皮9g，降香、清炙甘草各6g，焦薏苡仁24g，鲜生姜9片。5剂，药后症去而收效。

按 少阳为三阳之枢，一旦邪犯少阳，徘徊于半表半里之间，外与阳争而为寒，内与阴争而为热。此案为少阳半表半里兼挟湿滞脾胃之证，方用柴平汤加味，取其和解少阳，燥湿和胃之效。[沈元良．俞氏柴平汤的衍变与应用一得．浙江中医杂志，2009，44（6）：411]

【临证提要】

本方适用于素有痰湿，复感外邪，痰湿阻于少阳，寒多热少之湿疟。凡寒热往来，四肢倦怠，肌肉烦痛者，名曰湿疟。

～ 柴胡陷胸汤 ～

【来源】《三订通俗伤寒论·六经方药·和解剂》。

【组成】柴胡一钱　姜半夏三钱　小川连八分　苦桔梗一钱　黄芩钱半　瓜蒌仁五钱　小枳实钱半　生姜汁四滴

【用法】水煎煮，生姜汁冲服。

【功效】和解兼开降。

【主治】少阳结胸证。

【方解】本方即小柴胡汤合小陷胸汤加减而成。小柴胡汤去人参、甘草、大枣等扶正之品，加甘，寒，入肺、胃、大肠经的瓜蒌子；苦、辛，平，入肺经的桔梗；苦，寒，入心、肝、胃、大肠经的枳实等清热化痰，理气宽胸之药，共奏和解少阳，清化热痰，宽胸散结之效。

【临床应用】

（一）冠心病

黄某，女，58 岁。2008 年 10 月 18 日初诊。病人素有心悸气促半年，近2 个月因情志不舒、劳累等致胸骨后胀痛，伴心悸，胸闷，气短，胸胁痞满，每次发作休息或含化硝酸甘油而缓解，近半个月胸痛发作次数频繁，心烦不安，口苦咽干。心电图：Ⅱ、Ⅲ、avf 导联、ST 段下降。舌质红、边有瘀点、苔黄腻，脉弦滑。证属痰热内郁，心脉阻塞。治则：清热化痰，宽胸散结，活血通络。药用柴胡陷胸汤合丹参饮加减：半夏 15g，黄连 10g，瓜蒌 9g，柴胡 15g，黄芩 10g，枳实 10g，丹参 15g，木香 6g，砂仁 6g。服药 8 剂后，胸痛消失，心烦、心悸、胸闷明显减轻，苔黄腻稍减。继服 15 剂，诸症除。

按 本案辨证，紧扣胸痛、胸闷、心悸、苔黄、舌红、脉弦，乃痰热内蕴之征。病根情志不舒，肝郁气滞，气郁化热，脾虚湿聚成痰，痰热结于胸中，气滞血阻，阻塞心脉。用柴胡陷胸汤散郁结，除痰热，通气机；佐以丹参饮活血化瘀，通络止痛，使痰热消散，消除瘀血，心脉通畅，诸症悉除。[农朝雷 . 柴胡陷胸汤治疗杂病体会 . 中国实用医药，2013，8（16）：204]

（二）胃食管反流

李某，男，46 岁。2009 年 6 月 19 日初诊。近 5 个月来胃脘胀痛间断发作，嗳气反酸，经上消化道造影诊断为胃食管反流。服奥美拉唑等药，胃痛可缓解，劳累或进食辛辣则复发。近 1 周来阵发性胃脘灼痛拒按，放射至背部，胸闷心烦，恶心反酸，大便 4 天未解，舌红、苔黄厚，脉滑。证属湿热阻滞中焦，胃失和降，腑气不通。治宜清热通腑，理气和胃。方以柴胡陷胸汤加味。处方：柴胡、黄连、黄芩、枳实、旋覆花、木香、白豆蔻各6g，瓜蒌12g，半夏、大黄（后下）、厚朴各10g，生姜为引。每天1剂，水煎服。

6月22日二诊：药后每天泻下2～3次，肛门灼热，胃痛大减，时有嗳气，苔色微黄，脉缓。腑气得通，原方去大黄；加煅瓦楞子15g，海螵蛸9g，白及10g，赭石15g。又服18剂，诸症消失，嘱其注意劳逸，忌食辛辣。半年后随访，胃痛未发作。

按 胃气沿食管上逆，导致胃食管反流，疼痛烧心反酸等证。湿热阻滞中焦，胃气上逆、腑气不通是本病的关键。治法辛开苦降，理气清热通腑。柴胡理气宽胸以止痛；半夏入肺、胃经，辛开化痰散结；黄芩、黄连苦寒清降上逆之胃热；大黄、厚朴、枳实清热通腑；海螵蛸、白及收敛止酸，消肿生肌；旋覆花、赭石降逆气，开结气。诸药配合，湿热泻下，腑气通畅，病得清除。[农朝雷．柴胡陷胸汤治疗杂病体会．中国实用医药，2013，8（16）：204]

（三）急性胰腺炎

覃某，女，80岁。2010年2月17日初诊。主诉：上腹胀痛，伴呕吐2天，有束带感。病人于2月16日夜间8时，不明原因突发上腹痛恶心呕吐，遂由家人送往某医院急诊。经化验、B超、CT等项检查，诊为急性胰腺炎合并胆石症，胆道感染及胆管梗阻。留诊观察，经予抗生素及抑肽酶等治疗，疗效不佳，遂来本院求诊治。现症：上腹胀痛，剧则难忍，发热，伴口干口苦，恶心呕吐，腹胀便闭，大便3天未解，时或心烦躁扰，舌质红绛、苔黄厚而焦燥，脉弦细而数。体格检查：T 38.9℃，P 105次/分，BP 100/68mmHg；上腹部压痛明显，墨菲征（+）；胆囊区局限性肌紧张及反跳痛（+）。实验室检查：血常规WBC 18.4×10^9/L，N 0.91；血淀粉酶960U，尿淀粉酶1600U。B超示：胆囊肿大，胆总管扩张，颈部强光团，直径0.9cm；胰腺肿大，胰管扩张。诊断：胁痛；结胸。辨证：气阴两虚，毒热炽盛。治疗：禁食、胃肠减压，抑制胰酶分泌抗酶，液体支持等。柴胡陷胸汤加味：柴胡、黄连、黄芩、枳实、旋覆花各15g，半夏、大黄（后下）、厚朴、槟榔、芒硝各 10g。2 剂水煎，嘱少量多次频服，当晚服完 2 剂。

至 18 日上午 9 时，共泻下 5 次，腹痛大减，恶心呕吐停止，体温正常。2 月 19 日上午 9 时，又予前方去半夏，减槟榔、大黄、芒硝量，3 剂，水煎服，1 剂/天。

2 月 25 日上午 9 时复诊：诸症悉清，血淀粉酶 169U，遂出院带药巩固治疗。半年后随访，体健如常。

按 "胁痛""结胸"属少阳阳明，本例病机为痰食阻滞，湿热蕴结，毒热炽盛，按"六腑以通为用""痛则不通，通则不痛"的理论，加味柴胡陷胸汤，以疏利少阳郁滞，通下阳明腑实。临床上痰食重可加莱菔子、牵牛子以助瓜蒌、半夏化痰消滞；痛甚加木香、川楝子、延胡索理气止痛；槟榔下气推荡助大黄、芒硝急下腑实；热毒甚更重用金银花、蒲公英助芩、连清热解毒。[农朝雷．柴胡陷胸汤治疗杂病体会．中国实用医药，2013，8（16）：204]

（四）心悸

王某，女，65 岁。胸闷，心悸不宁，间断阵发 12 年。近 1 年诸症频发并心下痞满，咳嗽，痰多黄稠，伴头晕，寐不安，纳差，舌黯、苔黄腻，脉弦。证属痰热互结于心。治宜清热化痰，理气宽胸。方用柴胡陷胸汤加减：柴胡、胆南星、黄芩、法半夏、瓜蒌、桔梗、枳实各 10g，全蝎 3g，白参、黄连各 6g。7 剂。药后咳嗽减轻，痰稀易咯，头晕、胸闷、心悸诸症明显缓解，守方加白术 10g，前后加减共服药 21 剂，诸症消失。

按 此痰热结于心下，扰于心则心不宁，滞于肺则咳嗽。守"气行则痰行，气滞则痰滞"之法则。用柴胡、枳实、桔梗理气散结；瓜蒌、法半夏、胆南星、黄芩、黄连清热化痰；白术、白参以补气健脾，绝生痰之源。[农朝雷．柴胡陷胸汤治疗杂病体会．中国实用医药，2013，8（16）：204]

【临证提要】

陶节庵曰：少阳证具，胸膈痞满，按之痛，若用柴胡枳桔汤未效，用小柴胡和小陷胸汤一剂即愈。妙在苦与辛合，能通能降，且瓜蒌之膜瓢，似人胸中之膜膈，善涤胸中垢腻，具开膈达膜之专功，故为少阳结胸之良方，历试辄验。何廉臣认为，小陷胸汤加枳、桔，善能疏气解结，本为宽胸开膈之良剂。俞根初酌用小柴胡中主药 3 味，以其尚有寒热也，减去参、草、枣之腻补；生姜用汁，辛润流利，亦其善于化裁处。

～❦ 柴胡四物汤 ❦～

【来源】《三订通俗伤寒论·六经方药·和解剂》。

【组成】柴胡八分　仙半夏一钱　当归一钱　生白芍二钱　黄芩八分　炙甘草六分　生地黄一钱半　川芎七分

【用法】水煎服。

【功效】和解兼补血。

【主治】产后血虚发热。

【方解】本方君以柴胡入经和气。臣以川芎入络和血。佐以当归、生地黄、白芍之养血敛阴。使以半夏、甘草之辛甘化阳。

【临床应用】

三叉神经痛

某某，女，65 岁。主因左侧面颊部发作性刀割样疼痛伴口苦，心烦，大便干结，夜寐不安 1 个月余，于 2002 年 11 月 3 日就诊。病人发作性左侧面颊部疼痛 6 年。近一年来发作频繁，且疼痛持续时间逐渐延长，疼痛程度逐渐加重。1 个月前因外感诱发，初起左侧下颌痛，渐向上蔓延至左侧面颊、上额部；疼痛剧烈如刀割，每当进食或洗脸、刷牙、打哈欠时发作，病人痛苦难忍，不敢洗脸、大声说话，仅能进食少量流质食物。舌质红、苔黄腻，脉弦细而数。口服卡马西平片 0.1g，3 次/天，无效。诊断为：三叉神经痛。辨证为肝火内蕴，风邪外袭。治以清肝泄火，疏风止痛。处方用柴胡四物汤加减：柴胡 12g，黄芩 15g，党参 15g，当归 30g，赤芍 15g，生地黄 15g，川芎 9g，防风9g，菊花9g，细辛4g，黄连6g，生大黄9g（后下），制乳没各9g，甘草9g。每日1剂，水煎2次取汁400ml，早、晚空腹各服200ml。同时口服卡马西平片0.2g，3次/天；维生素B20mg，3次/天，口服。

连续治疗5天后，发作次数及疼痛程度均减半，可进食少量固体食物，并开始洗脸、刷牙，大便已通畅，夜寐转安。但口干咽燥，舌质红、苔薄黄，脉弦细。中药原方减生大黄，加麦冬、玄参各12g，以养阴清热；卡马西平片改为早、晚各0.2g，午0.1g，口服。

又5日，左面颊发作性疼痛已减7成，日发作1～2次，卡马西平片改为0.1g，3次/天；继续服中草药10剂后疼痛基本缓解，生活正常，精神好，面色红润。停服中草药，口服卡马西平片0.1g，2次/天。维持治疗，一年余来，病情稳定，未复发。

按 三叉神经痛病因尚不明确，根据其主要表现为一侧面颊部发作性剧烈疼痛，且骤然发作，骤然停止的这一特征，我们认为当属中医学"偏头风"之范畴。因肝胆经脉行于头面部一侧，其支脉抵头角，下耳后，入耳中，走耳前，从目系下颊里，环唇内。若体内火热炽盛，燔灼肝胆，经脉受伤，或偶遇外感，风邪与体内火热相合，灼伤经脉，则导致疼痛发作；风火均为阳邪，其性向上数变，易侵袭人体头面部，故见一侧面部剧痛，乍起乍作。治宜清泄火，疏风止痛。柴胡四物汤中以柴胡、黄芩疏泄肝胆之火；"治风先治血，血行风自灭"，故以当归、生地黄、赤芍、川芎养血活血，清热祛风；防风、菊花、细辛疏风解痉止痛；党参扶正祛邪；枳壳行肝气；甘草和中。诸药合用，共奏清泄肝火；疏风祛邪，活络止痛之功效。同时配合卡马西平解痉镇痛，维生素B营养神经细胞。中西药联合治疗，一方面能增强解痉止痛之作用；同时小剂量口服卡马西平，又可减少卡马西平对肝肾的毒副作用。因此，中西药结合治疗可互补不足，扬长避短，收到事半功倍之效。[韩景荣，连林芳.中西医结合治疗三叉神经痛30例.中国煤炭工业医学杂志，2005，8（3）：310-311]

【临证提要】

本方适用于少阳证初病在气，久必入络，其血在将结未结之间，而寒热如疟，胸胁窜痛，至夜尤甚者，陷入于足厥阴之肝络。

∽ 白虎承气汤 ∾

【来源】《三订通俗伤寒论·六经方药·攻下剂》。

【组成】生石膏（细研）八钱　生大黄三钱　生甘草八分　白知母四钱　玄明粉二钱　陈仓米（荷叶包）三钱

【用法】水煎服。

【功效】清下胃腑结热。

【主治】发热兼见大便秘结。

【方解】本证为胃腑结热。胃之支脉，上络心脑，一有邪火壅闭，即堵其神明出入之窍，故可见昏不识人，谵语发狂，大热大烦，大渴大汗，大便燥结，小便赤涩等症。故方中以白虎汤合调胃承气汤，一清胃经之燥热，一泻胃腑之实火，此为治胃火炽盛，液燥便闭之良方。

【临床应用】

精神分裂症

某某，男，25 岁。于 1995 年 7 月 13 日因事与女友吵架而沉默不语，少寐，10 天后渐成烦躁多语，不寐，坐立不安，弃衣而走，脘腹痞胀，少食，大便 3～5 天一解，经自服安眠药无效，1995 年 8 月 6 日以精神分裂症收住我院精神病科。予口服奋乃静、氟奋乃静、安坦及静脉补液等治疗 3 天，病情逐日加重，1995 年 8 月 9 日请我科会诊。症见：烦躁，谵语，语无伦次，坐立不安，撮空理线，弃衣而走，喜迎风立，夜不能寐，面红目赤，手足溅然汗出，口苦口渴，脘腹胀满，按之坚实不痛，小便短赤，大便已 6 天未解，舌质干燥、色绛红、苔厚焦黄、舌根起刺，脉大洪数有力。中医诊断：狂证。呈一派火热实证，阳明气分热盛和阳明腑实之证并见，立即停用一切西药。用白虎承气汤以清热泻火，峻下通腑。方用：石膏 150g，知母 20g，龙胆草

20g，栀子 20g，川厚朴 15g，枳实 15g，芦根 30g，芒硝 20g（分 2 次冲服），大黄 30g（分 2 次后入）。水煎服，1 剂分 2 次服下。

1995 年 8 月 10 日二诊：服上药后，排出质黑硬实大便 2 次，脘腹胀满痞实明显减轻，余症稍减。守原法加大石膏、大黄、芒硝用量。方用：石膏 200g，知母 25g，龙胆草 30g，栀子 20g，川厚朴 20g，枳实 15g，芦根 30g，芒硝 30g（分 2 次冲服），大黄 40g（分 2 次后入）。水煎服，1 剂分 2 次服下。

1995 年 8 月 11 日三诊：服上药后，1 天间排便 6 次，质黄软稍稀，随之诸症明显减轻，时可安静，对答切题，无弃衣奔走，时多动多语，稍可进食，夜寐 3～4 小时，脘腹痞胀，按之稍软，舌质鲜红、苔黄厚浊，脉大弦数。便通热泄，余邪未尽，守原方继服 2 剂。

1995 年 8 月 13 日四诊：2 天来大便 5～7 次/天，质清稀，脘腹痞满尽失，神静无面赤，时多语多动，食可寐安，小便清长，舌鲜红、苔黄厚，脉洪数。予上方石膏、大黄、芒硝等药减量，方用：石膏 120g，知母 15g，龙胆草 20g，栀子 15g，生地黄 30g，大黄 15g（后入），芒硝 10g（冲服），玄参 15g，芦根 30g，甘草 5g。调理 3 剂后诸症尽悉，见神静气定，纳可寐安，腹软，大便 2 次/天，舌质红、苔薄黄，脉数，治愈出院。随访 2 年，未再复发。[林友宁，陈彬.白虎承气汤治愈精神分裂症 1 例.世界今日医学杂志，2001，（11）：1020]

【临证提要】

本方适用于阳明经腑同病者，病人除有大便秘结、腹痛、舌黄苔厚等腑实症状外，还有高热、大渴、大汗甚至神昏谵语等阳明经热盛之症。此时热盛秘结病情较重，单用通腑攻下或清阳明气分之热均难除病邪，故用此方经腑同治以清阳明之热结。

桃仁承气汤

【来源】《三订通俗伤寒论·六经方药·攻下剂》。

【组成】 光桃仁三钱（勿研）　五灵脂二钱（包）　生蒲黄钱半　鲜生地黄八钱　生大黄二钱（酒洗）　玄明粉一钱　生甘草六分　犀角汁四匙（冲）

【用法】 水煎服。

【功效】 急下肠中瘀热。

【主治】 瘀热互结于下焦。

【方解】 此方中以张仲景桃仁承气汤原方去桂枝，以攻下瘀热速通其瘀；合用犀角、地黄，以清解瘀热上蒸心脑所致发狂、谵语等神志之证；同时方中还合用了失笑散，以针对瘀热灼肝肾之症见小腹窜痛、带下如注、腰痛如折等。本证病情危急，故俞氏三方合用为剂，可谓是峻猛之剂，治急下肠中瘀热之证。

【临床应用】

（一）痢疾

痢疾属邪毒结于肠中，腑气不畅，气逆血乱者，多见里急后重，腹痛如绞，赤白杂下，舌红、苔黄厚。治宜荡涤瘀热，调气解毒。可用本方酌加金银花、黄连、马齿苋、广木香等品。

黄某某，女，40岁，常德人。1954年夏，因水灾后当地痢疾流行，染感在身。下痢红白，红多白少，里急后重，日夜无度，腹中绞痛拒按，发热以夜更甚，不思饮食。曾服磺胺类药5天，痢稍减而诸症如旧，改服中药白头翁汤数剂，亦日效。病势迁延，已达半月。诊时面红口渴，时时索冷，形容憔悴，痛苦呻吟，腹部按之微硬，痛以少腹为甚。自诉月经已逾20天未至，舌苔黄厚而糙、质红而有瘀斑，脉滑数。诊为瘀热阻滞肠道，痢毒炽盛，腑气不畅。处以桃仁承气汤加味：生大黄三钱，桃仁三钱，芒硝二钱，桂枝一钱，马齿苋一两，金银花炭五钱。仅服1剂，腹痛及痢下次数均大减，3剂红白止而经通。后嘱以鲜马齿苋捣汁，每日服三四次，调理数天而愈。[赵尚久，贺又舜．桃仁承气汤临床运用．湖南中医学院学报，1979，（1）：30-33]

（二）胃脘痛

胃脘痛成因甚多，属盛热互结者，本方可酌情用之。特点是胃脘部灼热刺痛拒按，上腹扪之似硬，便燥，舌黯，脉涩。可于方中加理气活血之延胡索、香附等。

何某某，男，22岁，农民，华客人。1973年秋就诊。胃痛经年，发无定时，此次因过劳而发已2天。痛时心窝处如火内焚，呈阵发性刺痛，拒按，烦躁口渴，但饮冷不多，面红唇焦，时呕黄酸水，自觉发热，入夜尤甚，大便已3日未解，舌质紫黯，脉沉涩。治当攻逐瘀热。乃处桃仁承气汤加味：酒炒大黄三钱，桃仁三钱，桂枝八分，赤芍三钱，延胡索一钱半，芒硝三钱，山楂三钱，甘草一钱，竹茹三钱。服至2剂，下黑色燥粪数枚，胃脘痛即止。续服2剂，诸症皆除，至今5年，未见复发。[赵尚久，贺又舜 . 桃仁承气汤临床运用 . 湖南中医学院学报，1979，(1)：30-33]

（三）头痛

本方能治瘀血所致的头痛，乃"上病下取"之意。当具瘀血头痛的一般特征外，须见"热"的征象。如：头痛如劈如锥刺，面红目赤，大便秘结，口渴等。可加全蝎、僵蚕等入络之品，亦可加入其他化瘀药。

代某某，男，成年，工人，住长沙市。1970年就诊，自诉患头痛已三四年，每逢大便秘结则发，尤其在服辛辣香燥食物之后，头痛便秘之疾更易发生。来诊时，头痛如劈，呈抽掣感，时刺痛，面色潮红，两目满布血丝，畏光畏热，心烦，大便干燥难解，舌见瘀点、质红苔黄，脉弦涩。此属阳明热结，瘀热上攻。治以泻热攻瘀为法。处方：大黄三钱，桃仁三钱，桂枝一钱，芒硝三钱，甘草一钱，全蝎一钱。连服4剂，大便通而头痛止。后以养阴润肠剂调理，头痛未再发。[赵尚久，贺又舜 . 桃仁承气汤临床运用 . 湖南中医学院学报，1979，(1)：30-33]

（四）闭经

妇女病理性闭经，其因大致有四：一为肝郁气结；二为瘀血阻滞；三为痰湿停滞；四为气血亏虚。尤以前二者为多见。本方适宜于瘀血阻滞兼有热结者。其症常伴少腹疼痛，入夜发热。一般依症加香附、牛膝、茜草、卷柏等药。

某某，女，三十余岁，农民。月经2个月未行，少腹时时绞痛，痛时觉全身发热，入夜谵语频频，恶梦纷纷，且头痛，齿痛。诊时全身消瘦，烦躁不安，面赤唇红，小便短黄，大便燥结，舌有瘀点、苔薄黄，脉细数欠畅。此瘀血阻滞，故见经闭不行，少腹绞痛；瘀蓄化热，上扰神明，故见谵语恶梦；热攻清窍，故见头痛齿痛，烦躁不安等。治当逐瘀通经，兼以清热。拟桃仁承气汤加茺蔚子三钱、琥珀一钱。连服 3 剂，瘀去热清，经行痛止，神识安宁。继以养血活血之剂调理，体渐康复如旧。[赵尚久，贺又舜. 桃仁承气汤临床运用. 湖南中医学院学报，1979，（1）：30-33]

（五）痹证

本方对热痹有效。其适应证为：关节红肿灼热，疼痛剧烈，得冷则舒，舌红苔黄，溲赤便秘。一般加防己、忍冬藤、赤芍、生地黄；挟风寒外感者，加羌活、独活；挟湿者，加苍术、薏苡仁。

陈某某，男，16 岁，长沙县桥界公社人。1972 年冬月，因下水捞鱼受凉，头痛身痛，发热无汗。经服"A. P. C"后，得汗热减，头身痛亦稍愈。但双下肢踝关节红肿灼痛，不能着地。虽屡累服"A. P. C""去痛片"等西药，效亦不佳。随诊时病已 1 周。当时病人仍发热寒战如疟状，汗出。首用柴胡桂枝汤，寒热平而踝关节红肿灼痛更甚，大便结，小便黄，脉象带数。诊为热痹。因由寒湿化热，热壅血瘀所致。治以攻下瘀血为法。拟桃仁承气汤加减：大黄二钱，桂枝一钱，桃仁二钱，赤芍三钱，黄柏三钱，路边荆四钱，忍冬藤五钱，苍术三钱。嘱服 3 剂，并外敷满天星（捣烂，酒调）。病人遵嘱，服 2 剂后，关节疼痛明显减轻，服完 3 剂，仅觉微痛，但肿胀消退不速。遂以原方加防己，续服 4 剂，仍按前法敷药，病人疼止肿消，步履如常。[赵尚久，贺又舜. 桃仁承气汤临床运用. 湖南中医学院学报，1979，（1）：30-33]

（六）腹部外伤

本方对腹部外伤效果较好。因为本气有调胃承气汤通降腑气，顺畅肠道血行，又有桃仁、桂枝化瘀止痛。常加三七、土鳖虫、乳香、没药等品。但须注意，若腹部外伤致内脏大出血者，应急行手术抢救，非本方所能为力。

赵某某，男，35 岁，常德人。1961 年就诊。因砍柴不慎，从树上掉下，腹先着地，当时人事不省，经人救治，神志稍清。但腹痛不止，身不能转侧，发热，至夜谵语，天明始清，胸痛，喉中痰鸣，大便不畅，便时腹中大痛不已，小便黄短，舌苔黄厚，脉弦数。服祛瘀血之三七、红花等诸症毫无减轻。此瘀血停滞而化热，腑气不畅。以桃仁承气汤加土鳖虫三钱，嘱服 2 剂。病人下午服药，至晚上 11 时解出黑血样便约一大碗，热渐退，神始清，服完 2 剂，腹痛大减。后再以活血、化瘀、养血之剂，调理半月而安。[赵尚久，贺又舜. 桃仁承气汤临床运用. 湖南中医学院学报，1979，（1）：30-33]

（七）癃闭

瘀热结于膀胱，可致癃闭。症以小便解时刺痛难忍，点滴难出，欲解不解甚或全无为主，兼见小腹胀满剧痛，大便秘结，烦躁不安。常用本方加牛膝、水灯心等治之取效。

周某某，男，32 岁，益阳市工人。1963 年就诊。病人腰痛、小腹及会阴部灼热胀痛，伴阳痿、小便频数等症经年，屡治不效。经湖南某医院作前列腺液检查，诊断为"慢性前列腺炎"，医嘱服中药治疗。前医以其阳痿，予杜仲、补骨脂、淫羊藿、熟地黄、泽泻等品，连进数剂，遂致二便俱闭。诊时小腹胀满剧痛，有灼热感，小便点滴难出，大便未解，心烦口渴，呼吸急促，痛苦不堪，舌红、苔黄厚糙，脉数。此为膀胱热结瘀阻，水道不通，大肠为邪热所干，燥粪难下。治宜急攻瘀热。以桃仁承气汤原方，昼夜连进 2 剂，便通痛解。治以萆薢分清饮合知柏地黄丸加减，治疗 2 个月余，"前列腺炎"亦告愈。[赵尚久，贺又舜. 桃仁承气汤临床运用. 湖南中医学院学报，1979，（1）：30-33]

（八）盆腔淤血征

王某，女，29 岁。1986 年 3 月 24 日初诊。下腹部及腰骶部疼痛已 2 年，多方治疗，效果欠佳。现下腹部疼痛，白带过多，性欲低下，行经时乳房胀痛，肛门有下坠感，舌质暗，脉涩。盆腔静脉造影提示，盆腔静脉重度曲张。证属下焦瘀血。用桃仁承气汤 3 剂。

药后腹中肠鸣，腹痛加重，矢气频作，便溏，余症同前，继用上方 3 剂。

三诊诉药后便溏更甚，但他症渐消失，停上药后，改用补中益气丸，早、晚各服 1 丸，共服 20 丸病除（盆腔静脉造影提示：盆腔静脉轻度曲张）。1988 年信访，病无复发，并足月产一男婴。[牛太义. 桃仁承气汤治疗盆腔淤血征 35 例. 安徽中医学院学报，1990，9（3）：33-34]

（九）慢性肾盂肾炎

屈某，女，22 岁，军人。1977 年 6 月 9 日就诊。1 年前曾患肾盂肾炎，经用抗生素病情控制，但 1 个月后又出现发热恶寒、腰痛、尿急尿痛、少腹胀痛等症，经用中西药治疗后好转，嗣后，一年中反复发作七八次之多。在某医院诊为慢性肾盂肾炎。诊时面浮肢肿，舌淡红、苔薄微黄，脉弦数。自觉少腹拘急，疼痛拒按，小便淋痛，日十五六次，大便秘结。尿检：蛋白（++），红细胞（+），颗粒管型（++），脓球（+）。证属热结膀胱。拟桃仁承气汤加味。药用：桃仁 9g，大黄 12g，桂枝 6g，甘草 6g，芒硝 6g，滑石 10g。2 剂，水煎服。

6 月 12 日二诊：浮肿大减，尿次减少，少腹疼痛明显减轻，效不更方，原方再进 3 剂。

6 月 17 日三诊：诸症若失，唯尿后轻微不适，原方 3 剂，隔日服 1 剂。至 6 月 24 日四诊时，全身已无不适，尿检正常。嘱其仍用原方每周服 1 剂。半年后随访，未见复发。[刘国强. 桃仁承气汤治疗慢性肾盂肾炎 46 例. 吉林中医药，1986，（4）：10]

（十）脊柱损伤

穆某，男，42 岁。1988 年 1 月 20 日入院。病人日前劳动时不慎被土块砸伤腰背部，以腰痛伴腹胀、二便不通为主诉来诊。给予灌肠，胃肠减压处理，症状无缓解。辗转不得卧，高声呻吟不止。观其舌质红、苔黄厚，口秽难闻，六脉弦数。证属瘀血与积滞互结，腑气不通。予桃仁承气汤：桃仁 15g，大黄 10g，桂枝 3g，甘草 3g，芒硝 6g。急煎频服，药未尽剂，即见腹中作响。2 小时后，下黑色便大量，即刻入眠。腰痛等症，对症治疗，获愈。

按 脊柱损伤病人，由于脊髓的基本反射消失，加之后腹膜血肿引起肠蠕动减慢。因而除损伤局部症以外，常伴有腹胀痛及二便不通等症。以桃仁承气汤化瘀破结，通腑导滞，即活血化瘀治疗血肿，又通利大便消除腹胀，有标本兼治之功。[郝军．承气汤临床应用举隅．中医正骨，1990，2（4）：40]

【临证提要】

本方适用于瘀热互结于下焦者，同时兼见瘀热扰心如狂、谵语等，并见瘀热灼伤下焦之腰痛、带下等症。

～ॐ 厚朴七物汤 ॐ～

【来源】《三订通俗伤寒论·六经方药·攻下剂》。

【组成】 川厚朴二钱　生大黄一钱（酒浸）　鲜生姜一钱　大枣四枚　小枳实钱半　川桂枝八分　炙甘草六分

【用法】 水煎服。

【功效】 攻里解表。

【主治】 表证未解，兼腑实不通。

【方解】 本方为腹满而痛，大便不通者而设。腹满而痛，大便不通为内实气滞之证，故方中以小承气汤为主药，枢气机以泄里实。但肢冷身热，表邪未净，佐桂枝汤去白芍之酸收，解表邪而和营卫。故此为太阳阳明攻里解表之良方。

【临床应用】

哮喘

白某，女，43岁。2010年7月15日初诊。病史：患支气管哮喘15年，过敏性鼻炎5年。近年应用舒利迭、沙丁胺醇气雾剂、茶碱缓释片治疗，但喘咳仍间断发作。鼻炎控制不理想，常服西替利嗪治疗。2周前因生气出现喘息气短、胸闷憋气，活动后明显，伴腹部胀满不适。经用茶碱缓释片治疗，喘息憋气未见好转，且腹部胀满明显，纳食较差。予多潘立酮片及六味安消胶囊治疗1周，腹胀、纳差改善不明显，喘息、憋气有所加重，遂转中医诊治。诊见：活动后喘息憋气，腹部胀满，空腹时胀满稍有减轻，食后加重，嗳气，无恶心呕吐，纳差，鼻塞，流清涕，甚至如清水，吹空调后尤其明显，夜眠欠安，大便干燥，2～3天排便1次，小便调，舌微暗红、苔白，脉弦滑。查体：双肺可闻及少量哮鸣音。西医诊断：支气管哮喘；中医诊断：哮证。证属风寒闭肺，阳明内实证（亦即太阳阳明合病）。治以开宣肺气，通腑除满为法。方用厚朴七物汤化裁。处方：厚朴、枳实各15g，桂枝、半夏、生姜各10g，生大黄、炙甘草各6g，大枣7枚，茯苓20g。7剂，每天1剂，水煎服。

7月22日复诊：喘息、憋气及腹部胀满均较前明显好转，流涕亦止，稍有打嗝，咽部堵塞不适，偶有咯痰，夜眠安，大便每天1次，小便调，舌淡红、苔白，脉滑。效不更方，守上方茯苓加至30g，桂枝加至15g，如法继服7剂。

7月29日三诊：无明显喘息憋气，腹部稍有胀满不适，咽部堵塞感明显减轻，无打嗝及恶心呕吐，无咳嗽及咳痰，纳可，二便调。仍守上方继服7剂，巩固疗效治疗。2周后电话随访，喘息憋气未再发作，亦未出现腹胀及咽部堵塞等症状。

按 厚朴七物汤出自《金匮要略》曰："病腹满，发热十日，脉浮而数，饮食如故，厚朴七物汤主之。"具有发表散寒，行气除满之功。《金匮玉函经二注》称本方治疗"有里复有表之证也……故以小承气治其里，桂枝去芍药以解其表，内外两解，涣然冰释"。本案为支气管哮喘急性加重，以中西药治疗控制不理想，予厚朴七物汤治疗后取得了较好疗效。本案哮喘不得缓解的原因有二：一为嗳气，腹胀腹满，大便不通，脉沉滑，是阳明腑气内实之候。肺与大肠相表里，胃气上逆，肺气不得肃降，故嗳气、腹胀及喘满。用下法行气除满，使腑气通畅，肺气肃降，则嗳气、腹胀及喘满俱除。《伤寒论》谓之"哕而腹满，视其前后，如何部不利，利之即愈"。二为肺气不宣。鼻塞、流清涕，遇冷、吹空调加重是风寒证无疑，故必用辛温治疗。厚朴七物汤与本案病机吻合，故应用厚朴七物汤后，风寒解而腑气通，表里双解，哮喘明显缓解。[魏鹏草，苗青．经方双解法治疗哮喘验案2则．新中医，2011，43（2）：173-174]

【现代研究】

（一）胃脘疼痛

用于治疗胃脘疼痛。方用厚朴七物汤（厚朴 15g，大黄 18g，桂枝 12g，枳实 15g，甘草 6g，生姜 3 片，大枣 3 枚），水煎服，每日 1 剂。胃脘疼痛剧烈者加陈皮 15g，青皮 12g，白芍 30g，玄明粉 18g（另包冲服）；呕吐者加半夏 12g，竹茹 15g。53 例病人中除 2 例中断治疗外，其余 51 例全部治愈，经 X 线或纤维胃镜复查正常。治愈率 96.2%，总有效率为 100%。[郭春华，赵远勋．厚朴七物汤治疗胃疼 53 例临床分析．新乡医学院学报，1992，9（3）：237-238]

（二）功能性消化不良

用于治疗功能性消化不良。治疗方法：以厚朴七物汤为基本方治疗。处方：厚朴、生姜各 25g，炙甘草、大黄、枳实各 10g，大枣 10 枚，桂枝 10g。加减：呕吐加半夏；便溏去大黄加白术；热滞重生姜减半；气虚加黄芪；腹胀甚加木香、紫苏梗；泛酸加左金丸；挟瘀加三七。每天 1 剂，水煎，分 3 次饭前半小时服。大便、腹胀减，纳食增后上方剂量减半，连服 2 周为 1 个疗程。与对照组（口服多潘立酮 10mg，每天 3 次，饭前半小时服，2 周为 1 个疗程）相比疗效略好，总有效率相当。[王怀轩．厚朴七物汤加减治疗功能性消化不良 62 例．中国社区医师，2007，（20）：237-238]

【临证提要】

本方即桂枝汤减去白芍，再加厚朴三物汤而成。因此本方是以桂枝汤解外感之风寒表邪，厚朴三物汤攻在里热结之实，为解表兼攻里双解之法。

∽ 枳实导滞汤 ∽

【来源】《三订通俗伤寒论·六经方药·攻下剂》。

【组成】 小枳实二钱　生大黄钱半（酒洗）　山楂肉三钱　槟榔钱半　川厚朴钱半

川黄连六分　六和曲（神曲）三钱　连翘钱半　老紫草三钱　细木通八分　生甘草五分

【用法】 水煎服。

【功效】 下滞通便。

【主治】 斑疹不能速透，大便秘结。

【方解】 此方俞氏用小承气合川黄连、槟榔为君，苦降辛通，善导里滞。臣以山楂、六和曲疏中；连翘、紫草宣上；木通导下。佐以甘草和药。

【临床应用】

慢性结肠炎

方某，男，32 岁。病人大便黏腻不爽伴腹痛 2 年。在宁夏医科大学附属医院诊断为慢性结肠炎。多处行中西医治疗效果欠佳。遂于 2008 年 9 月来牛阳教授处就诊。病人诉大便黏腻不爽，呈赤白样，血多脓少，有里急后重感，排便肛门有灼热感，腹痛时轻时重，饮食、睡眠可，小便正常。舌红、苔黄腻，脉滑。辨证为湿热阻滞肠胃，损伤血络。治则清利湿热，行气通便。治用《通俗伤寒论》枳实导滞汤加减：枳实 12g，厚朴 12g，酒大黄 10g，槟榔 12g，黄芩 12g，连翘 12g，紫草 12g，神曲 12g，生山楂 12g，炒白术 15g，茯苓 15g，白芍 15g，葛根 15g，土茯苓 20g，三七粉 6g（冲服），生甘草 6g。共 6 剂，每日 1 剂，分早、晚服用，嘱病人清淡饮食，禁食辛辣刺激之品，保持心情畅达。病人复诊诉症状改善，继续服用上方。

2008 年 11 月再诊：病人诉大便基本正常，每日 1 次，无脓血和里急后重之感，腹痛消失。舌淡红有齿痕、苔白腻，脉滑。上方去葛根、白芍、三七粉，加入陈皮、山药，续服 6 剂。

2008 年 12 月医诊：病人精神饱满，诉大便正常，无其他不适感。舌淡红、苔薄白，脉略滑。随访半年无复发。[张伟，牛阳．牛阳教授运用枳实导滞汤治疗慢性结肠炎经验．光明中医，2011，26（9）：1175-1176]

【临证提要】

本方主要用于治疗温病热证，结滞不下者。俞氏认为凡治温病热证，往往急于清火，而忽略了中焦里滞。因胃主肌肉，若胃不宣化，肌肉没松开，而极力用清热药，反易成冰伏。若调胃之滞，通下腑实，使开者开，降者降，疹就不透发而自透发。故每见大便下后，而疹斑齐发就是这个原因。

～ 藿香正气汤 ～

【来源】《三订通俗伤寒论·六经方药·温热剂》。

【组成】藿梗三钱　川厚朴钱半　广陈皮二钱　白芷二钱　嫩苏梗钱半　姜半夏三钱　浙茯苓皮四钱　砂仁八分（分冲）

【用法】水煎服。

【功效】解表散寒，芳香化浊，理气和中。

【主治】暑湿伤寒；伤寒头痛，憎寒壮热；夏月伤暑。

【方解】俞氏藿香正气汤则从藿香正气散去桔梗、白术、大腹皮、甘草、生姜和大枣，并加入砂仁而成。方中以藿香为君，以其性温味辛、气芳香善辟秽，能解表化湿，理气和胃止呕；臣以厚朴、陈皮和半夏，厚朴苦辛而温，燥湿除满，与半夏和陈皮同为辛温之药，合而温中燥湿，降逆止呕。白芷辛温解表，有燥湿之功，入阳明经助藿香发表化湿。佐以砂仁与紫苏梗，砂仁是醒脾调胃之要药，紫苏梗则辛温理气，宽胸利膈，二药行气化湿，温脾宽中，宜于湿阻气滞所致的脘痞腹胀。而茯苓皮性同茯苓，味甘淡性平，祛湿消肿，更长于利水渗湿。全方温化芳淡，为治湿滞挟秽之良方。

【临床应用】

（一）子宫肌腺病、子宫内膜异位症

刘某，女，42岁。1996年8月6日诊。患痛经渐进性加剧17年。妇检：后穹窿骶韧带增粗，触疼明显，可触及硬结；子宫呈球形增大，活动欠佳，有压痛；左侧附件可触及囊性包块，张力增高，与周围组织粘连，有压痛。B超：卵巢子宫内膜囊肿，子宫肌腺病。经中西药多方消炎止痛药治疗效不佳。

刻诊：月经来潮第 1 日，量少，有血块，色黯，伴腹部剧痛，肛门及腰骶部坠胀疼痛，头晕恶寒，汗出肢冷，倦怠嗜卧，恶心呕吐，便溏，排便时疼痛加剧，里急后重，舌质紫黯、瘀斑、苔厚腻，脉沉紧。诊断：子宫内膜异位症，子宫肌腺病。证属寒凝血瘀，久瘀而致，复感外邪。治则：解表化湿，温经活血。方用藿香正气汤加减。药用：藿香 25g，白术、茯苓、三棱、莪术、延胡索各 15g，白芷、陈皮、厚朴、半夏、桂枝、炮姜各 10g，小茴香 5g。水煎服，每天 1 剂。服药 1 剂后，诸症明显好转；又服 3 剂，诸症痊愈。为巩固疗效，于下次经前 4 天开始服药，连服 7 剂，经期无任何不适感，随访半年未再复发。

按 本案为寒凝血瘀，久瘀成证，复感外邪，寒湿之邪客于脾胃，脏腑功能失去调和，气机不畅所致。用藿香正气汤加减，即解去表寒，又祛内湿，佐以温经活血，疏通经络，达到以通为用的止痛目的。虽然中医学称"瘀"是产生子宫内膜异位症症状及体征的主要原因，但只是从"瘀"论治，收效不大，本着急则治其标，缓则治其本的原则，标本兼治，才能获效良好。[高明景．藿香正气汤新疗法举隅．辽宁中医学院学报，2006，8（1）：28]

（二）原发性痛经

张某，女，30 岁。1999 年 6 月 5 日诊。自初潮后每于经期腹部剧痛 15 余载。妇检阴性。B 超检查未发现异常。常服中、西药及止痛药治疗无效或短效。刻诊：月经来潮第十日，经量少，色黯滞，夹有小血块，伴腹部坠胀绞痛，辗转不安，痛苦面容，头晕，面色苍白，冷汗出，形寒肢冷，乏力肢软，恶心呕吐，便溏，舌淡、苔白厚腻，脉沉迟。诊为原发性痛经。证属寒湿凝滞，复感外邪。治以解表和中化湿，温经散寒止痛。方用藿香正气汤加减。药用：藿香、丹参各 20g，茯苓 15g，白芷、陈皮、白术、厚朴各 10g，炮姜 5g，半夏 10g，桂枝、肉桂各 5g，小茴香 10g，炙甘草 15g。水煎服，每天 1 剂。服药 1 剂后诸症明显缓解，又服 2 剂，诸症痊愈。为防下次复发，于其经前 2 天始，照服此方 5 剂，经期病人无任何不适感。随访 10 年未再发病。

临床上遇此证型病人照此方治疗，疗效均佳。亦可用藿香正气水或藿香正气胶囊。

按 本案为寒湿凝滞，复感外邪，寒湿之邪客于脾胃、胞中，脾失健运，胃失和降，血凝胞中，运行不畅，发为痛经。藿香正气汤加减即辛温而散在表之风寒，又芳香而化在里之湿浊，诸药合用达到了降逆和胃，健脾化湿，温经散寒，行血止痛之功效，从而诸症痊愈。国内外研究表明，原发性痛经的发生与子宫内膜前列腺素的含量过高有关，由此导致子宫肌肉痉挛，造成子宫局部缺血而发生疼痛。而温经散寒、活血化瘀的中药具有降低前列腺素的作用，从而缓解子宫肌肉的痉挛。动物实验表明，此类中药有扩张微血管，加快微血流的作用，从而缓解疼痛。[高明景．藿香正气汤新疗法举隅．辽宁中医学院学报，2006，8（1）：28]

（三）急性胃肠炎

钱某，女，45岁。1998年5月5日诊。慢性胃肠炎病史多年，感寒或过食寒凉不洁食物经常急性发作。刻诊：发热恶寒，无汗，恶心呕吐，脘腹绞痛坠胀难忍，里急后重，大便稀，甚则便稀如水，欲便不尽，欲蹲不起，舌淡、苔白厚腻，脉沉无力。诊断：急性胃肠炎。证属外感风寒，过食寒凉，湿滞脾胃。治以解表化湿，理气和中。方用藿香正气汤加减。药用：藿香25g，白芷、白术、茯苓、香薷、延胡索各15g，紫苏、半夏、陈皮、厚朴、大腹皮、木香各10g，生姜3片。水煎服，每日1剂。服药1剂后症状明显缓解，汗出热退，便次大减。又服2剂后诸症痊愈。随访2个月未再复发。

按 本案证属素体脾胃虚寒，又感寒食凉，风寒外束，内伤湿滞，脾胃失和，升降失常所致。用藿香正气汤加减，重用藿香，具有表里双解，化湿辟秽，升清降浊，理气和中之功，能使风寒外散，湿浊内化，气机通畅，脾胃调和，则寒热吐泻自愈。早、晚分服，连服1个月，诸症消失，继用上方4剂研细炼蜜为丸，每次9g，日服2次。连服2个月后，X线钡餐透视正常，随访半年未复发。[高明景．藿香正气汤新疗法举隅．辽宁中医学院学报，2006，8（1）：28]

【现代研究】

（一）小儿秋季腹泻

用于治疗小儿秋季腹泻。方用藿香正气汤加味。基本处方：藿香、川厚朴、茯苓、紫苏、大腹皮、白术各 10g，半夏、白芷各 5g，滑石（包煎）20g，桔梗、陈皮、炙甘草各 3g，生姜 3 片，大枣 3 枚。此基本方用量为 1 周岁小儿用量，其他年龄可适当增减。有呕吐者加竹茹；腹胀者加木香、枳壳；水泻重者加泽泻、薏苡仁。每日 1 剂，水煎 2 次，两煎药液混合，分 8～10 次服完，每次 3 汤匙即可。其中临床痊愈（服药 1～2 天，症状消失，大便恢复正常，停药 4 周未见复发）67.5%，有效（服药 4 天，症状基本消失，但 1 个月内仍有复发）25%，无效（服药 7 天，症状未消失）7.5%，总有效率为92.5%。[毛军海，张东海．藿香正气汤加味治疗小儿秋季腹泻 120 例．浙江中医杂志，2009，44（6）：422]

（二）婴幼儿秋季腹泻

用于治疗婴幼儿秋季腹泻。以藿香正气汤加减治疗。处方：藿香、大腹皮、紫苏叶、白术、茯苓、泽泻、桔梗各 6g。辨证加减：腹泻便臭者加神曲6g，焦麦芽 12g，火炭母 10g；舌淡、泻下清稀者加苍术炭、焦神曲各 6g，陈皮 9g，麦芽 9g，马齿苋 9g，黄柏 3g，葱 2 根。水煎 2 次，兑为 100～200ml 为1 剂，早、中、晚分 3 次口服，<6 个月的患儿给予每天 1/2 剂，6 个月～3 岁患儿给予每天 1 剂。治疗总有效率为 92.2%，并且疗效明显优于用西药治疗的对照组。[赵明德．藿香正气汤加减治疗婴幼儿秋季腹泻 102 例疗效观察．社区中医药，2011，（36）：184]

【临证提要】

藿香正气汤是俞根初的加减经验方，此方为"温中化浊法"。在俞氏《通俗伤寒论》中的各湿病证之中引用最多、应用最广，在配合相应加减化裁后，能用于由寒、热挟湿所致的外感各证。绍兴地区多湿，地多秽浊，人多恣食生冷油腻，故湿证居多，所以俞氏大量运用藿香正气汤，即是以藿香正气散为基础的加减方。

❧ 理 阴 煎 ❧

【来源】《三订通俗伤寒论·六经方药·温热剂》。

【组成】熟地黄四钱　砂仁四分（拌捣）　当归二钱　炙甘草一钱　干姜（炒黄）六分

【用法】水煎服。

【功效】滋补脾阴，温运胃阳。

【主治】脾胃虚寒，脾阴不足。

【方解】方中以当归、熟地黄甘润和阴为君。以砂仁温调脾阳为臣。佐以甘草、干姜辛甘和阳。

【临床应用】

（一）不育

马某，男，32 岁。病史：不育 5 年。5 年前查出精子畸形率达 98%，于北京协和医院及中国人民解放军总医院进行诊治，1 年前行体外受精和胚胎移植术 3 次，均未成活。刻下症见：后背畏寒，小便频，双眶发黑，余无他症，舌白，苔薄白，脉沉而有力。

辨证：本案病人不育为先天不足，复感寒邪。男子以肾为先天之本，肾藏精，肾虚则精不足，兼之复感寒邪，凝滞气血运行，精血运行障碍，造成不育。本案小便频、双眶黑、畏寒看似肾阳虚证，实则有别。肾阳虚者常见全身畏寒，脉象沉而无力之虚寒症状。而本案病人寒邪凝滞于太阳经之腑故见后背畏寒；肾精不足、寒邪凝滞则脉象沉而有力。本案为本虚标实的病机，治疗需养精血与祛寒并用，与理阴煎法理甚合。

方药：熟地黄 20g，当归 10g，炙甘草 10g，干姜 3g，肉桂 3g，柴胡 15g，紫石英30g。14剂。上方每日1剂，水煎，日2次服用。方中熟地黄、当归、甘草大补阴血，精血同源，肾精即有所养；柴胡、干姜配合熟地黄、当归滋养正气之力，从内而外，一鼓作气，使寒邪外达；妙在肉桂一味，入里合熟地黄、当归以从阴启阳，防止滋腻碍气之弊；外出合柴胡、干姜以温化助阳，以奏祛寒化滞之功。

本例以理阴煎方中加紫石英一味，为经验用药。紫石英，《神农本草经》言其"主女子风寒在子宫，绝孕，十年无子"。笔者治疗不孕不育症，无论是女子的宫寒不孕，还是男子的寒凝不育，恒用之大量至30g，疗效显著。半个月后复查精液常规示：精子畸形率20%，存活率70%。畏寒、尿频皆好转，余无明显不适。继服上方14剂后亲来告知，其妻成功怀孕，后顺利产子。[汪震，王筠，黄晓华，等.理阴煎临证心得体会.中国中医药图书情报杂志，2016，40（4）：59-60]

（二）痛经

张某，女，47岁。病史：痛经17年。因30岁时小产后受风所致。西医曾怀疑其为子宫内膜异位症，但反复检查后未能确诊。刻下症见：月经第1～2日时出现少腹冷痛，血块量多，坠痛感，喜温喜按，严重时需卧床。后背持续紧束感，后背及脊柱两侧恶风、畏寒，酷暑之日亦不敢裸露肩背，舌白滑微腻、略胖大，脉浮细数。

辨证：本案病人为小产后血虚，复又感受风寒，出现痛经。妇人产后血脉空虚，宜温宜补，最忌寒凉发散。本案病人因产后不慎，外感风寒之证，表邪不解缠绵17年之久，亦属少见。血下得温则痛减，确为寒证无疑。辨证要点集中在后背恶寒恶风，此种恶寒稍不同于外感初起之恶寒，因邪气日久，不复初起之炽盛，故表现为背部微有恶寒之感，恶风、怕冷，以脊柱两侧与脊柱中间为重。本案中的舌白滑微腻、脉浮细数又是本证一大特色，舌白为寒象，脉浮为外邪壅滞之象，脉细数看似为外寒化热，实为阴虚之象。如若化热，于舌必有微黄，或腻黄；于人必有口渴、口苦等症；于月信必有提前之势。既已排除热象，故治疗上予滋阴与散寒并重。

方药：熟地黄 20g，当归 10g，炙甘草 10g，干姜 3g，肉桂 3g，柴胡 15g，桂枝、桑枝各 10g。14 剂，水煎，日 2 次服用。此方为理阴煎加桂枝、桑枝而成。熟地黄、当归以益阴；干姜、柴胡、肉桂以祛寒。更加桂枝，取柴胡桂枝干姜汤之意，一为疏表解肌，使邪有出路；二为活血通脉，条畅月事。加桑枝既能解痛，又能疏肌，更能通行血脉，为一药兼治之法。7 剂后背恶风、畏寒愈半，14 剂后症状基本消失。后以桃红四物汤加减以断其后，逾半年痛经始愈。[汪震，王筠，黄晓华，等．理阴煎临证心得体会．中国中医药图书情报杂志，2016，40（4）：59-60]

（三）慢性荨麻疹

王某，女，23 岁。病史：反复发作性荨麻疹 5 年。病人因天热骑行数小时，汗出太过，忽遇雷雨大风而起。荨麻疹反复发作，无有定时，夏季稍缓，春冬多发，阴天下雨亦有反复。刻下症见：周身皮肤出现红色无头疹团，瘙痒难忍，搔之成片，高出皮肤，边界清楚，关节与前胸部多发，无破溃、渗液等。每日发作 2～3 次，夜间多发，时起时消。面色苍白少华，形体偏瘦，背部恶寒，夜间常因背部恶寒严重而醒，保暖后方能入睡，舌白、苔微腻，脉沉而有力。

辨证：本案为津液受伤、复感风寒所致的皮肤疾患。病人因汗出过多伤及津血阴分，又遇风寒邪气，束于肌表阳分，阴虚而阳实，病位在肺，病性为本虚标实。肺主皮毛，皮毛受邪郁滞透迤无所出，发为皮疹。观似风热郁热之红疹，实为津虚风燥之荨麻疹。郁热之疹遇热而发，其人时时躁急，面色发红，口干口渴，小便黄，舌黄脉数；此例则遇寒而发，背部恶寒，得温则减，面色苍白，舌白苔腻，脉沉有力，确有不同。治疗上宜益阴生津与疏风散寒并举。

方药：熟地黄 20g，当归 10g，炙甘草 10g，干姜 3g，肉桂 3g，柴胡 15g，葛根 20g，侧柏叶炭 10g。7 剂，水煎，日 2 次服用。此方为理阴煎加侧柏叶炭、葛根化裁而来。熟地黄、当归、葛根配伍，益阴生津，治其本虚；肉桂、干姜、柴胡配伍，温肺阳以化郁滞；加侧柏叶炭入血分，与柴胡气分药配合以疏通表里气血之道路。

本案中用药需要注意3点：①不可使用峻猛的发散药，如羌活、麻黄之属，防止燥劫伤阴，阴虚邪炽。②不可用大量的滋腻药，如阿胶、龟甲之属，滋腻药一则碍胃，阻滞气机运行；二则恋邪，有开门揖盗之嫌。③疏风散寒药力宜轻。本病病位在上焦属肺，轻可去实，重则过病所。7剂药后已愈大半，效不更方，继予7剂。[汪震，王筠，黄晓华，等.理阴煎临证心得体会.中国中医药图书情报杂志，2016，40（4）：59-60]

（四）无名低热

李某，男，18岁。病史：低热1个月。因天热运动后汗出，洗冷水澡后夜间低热1个月来诊。每日夜间发热，最高体温可达38℃，次日清晨自行退热。口服多种退热、抗菌药物无效。某三甲医院排除血液与呼吸系统疾病。刻下症见：面色发白，精神尚可，夜间发热，热度不高，背部恶寒明显，且时有紧束感与肌肉酸痛感，浑身乏力，舌白、苔浮微腻，脉细数。

辨证：夜间发热，热势不高，连绵多日，颇似湿温病之三仁汤证。但病人舌虽白，却无厚腻有根之象；脉虽细数但无弦滑之感；有热，但非大热。考虑为阴血不足、寒邪束表之理阴煎证。究其舌象，因阴血不足，抗邪无力，伏寒不能化热，故舌白而不黄；寒邪外束，不能入里而留恋肌表，故苔浮而无根、浮而不均；寒阻气机，故舌苔微腻；外感风寒较甚，则恶寒明显，背部经腧不利而产生沉重感、紧束感。初辨为湿温证予三仁汤3剂，热不退。后予理阴煎加葛花10g，取其升津液又有发散之功。3剂热退。[汪震，王筠，黄晓华，等.理阴煎临证心得体会.中国中医药图书情报杂志，2016，40（4）：59-60]

【临证提要】

因上焦属阳，下焦属于阴，中焦则为阴阳交会之枢。对脾阳虚而胃阴尚可支持者，治以香砂理中汤，但若脾阴亏而胃阳尚能支持者，则可用本方以滋阴润脾为主，兼调胃阳。

～◎ 胃 苓 汤 ◎～

【来源】《三订通俗伤寒论·六经方药·温热剂》。

【组成】 杜苍术—钱半　炒广陈皮—钱半　生白术—钱半　泽泻—钱半　川厚朴二钱　带皮茯苓四钱　猪苓钱半　肉桂四分

【用法】 水煎服。

【功效】 温利胃湿。

【主治】 寒湿内蕴；暑湿兼内寒；水肿等。

【方解】 方中以苍、白二术及炒广陈皮、厚朴为主药，温胃健脾。又以猪苓、茯苓、泽泻为辅药，导水下行，利小便以实大便。佐以肉桂暖气散寒，为诸药通使。合用具有温通胃阳，辛淡渗湿之功效。

【临床应用】

臌胀

田某某，男，62岁。因反复腹胀纳差2年，加重1个月于2012年8月13日入院。病人嗜酒20余年，2年前无明显诱因出现腹胀，伴乏力，纳差，尿少，在院外诊断为"肝硬化伴腹水"，经治疗后腹胀可减轻，但病情反复。1个月前无明显诱因出现腹胀纳差加重，尿少，无咳嗽、呕血、发热、黑便，自行服用利尿药，病情无缓解且渐加重，现为进一步诊治入我院。入院症见：精神萎靡，双目及皮肤黄染，腹胀纳差，肢软乏力，头眩口苦，小便短赤，大便秘结，消瘦。舌淡红胖大、舌下脉络青紫迂曲、苔黄腻，脉弦数。查体：神清神萎，全身皮肤及巩膜黄染；腹部膨隆，腹壁静脉无扩张，全腹压痛，无反跳痛，移动性浊音阳性，肠鸣音不活跃；双下肢轻度水肿。辅查：心电图示窦性心律。肝功能：ALT 35U/L，AST 61U/L，白蛋白29.6g/L，球蛋白35.8g/L，TBIL 106.2μmol/L，DBIL 49.7μmol/L，IBIL 56.5μmol/L。乙肝标志物：HBsAg、HBeAb、HBcAb 均为阴性。血常规：WBC $5.97×10^9$/L，RBC $3.03×10^{12}$/L，HBG 84g/L，PLT $83×10^9$/L。腹部超声提示：肝硬化，腹腔大量积液。入院诊断：中医诊断：臌胀，证型湿热兼瘀，肝郁脾虚；西医诊断：肝硬化失代偿期。予低盐高蛋白易消化饮食；螺内酯40mg，口服，1天3次；呋塞米20mg，口服，1天2次。中医治以除湿清热、活血利水为主，佐以疏肝健脾。方选加味胃苓汤加减：茯苓120g，猪苓60g，生黄芪、茵陈蒿各60g，生白术、苍术、泽泻、丹参各20g，陈皮、白豆蔻（后下）、黄芩、柴胡各10g，厚朴、川牛膝各15g。7剂，1日1剂，每剂煎取450～600ml，分3次温服。

1周后病人腹胀纳差减轻，头眩口苦好转，小便增多，大便调。舌淡红胖大、苔薄黄腻，脉弦。体重较入院时减轻5.5千克。病人病情好转，停用螺内酯及呋塞米；上方去牛膝，黄芩减为6g，再服7剂。8月28日复查肝功能：ALT16.4U/L，AST29.7U/L，白蛋白 31.2g/L，球蛋白 33.6g/L，TBIL 52.9μmol/L，DBIL 34.8μmol/L，IBIL 18.1μmol/L。腹部超声提示腹腔少量积液。

按 该臌胀病人的基本病机为湿热兼瘀血中阻，肝郁脾虚。治疗上遵循祛除湿邪为先，疏理气机为要的原则，不过用苦寒以免损伤阳气。重病需用大剂量，茯苓、猪苓、生黄芪、茵陈蒿为主药，故均重用。病人初诊时病势急迫，故加用西药利水以治标，相得益彰，病情好转则停用西药。[王垒，李飞．加味胃苓汤治疗臌胀的体会．中国民族民间医药杂志，2013，（23）：82-84]

【现代研究】

（一）慢性湿疹

病人给予口服除湿胃苓汤（苍术、厚朴、土茯苓、地肤子、白鲜皮各15g，白芍12g，白术、茯苓、防风、附子各10g，陈皮8g，甘草6g。用法：每日1剂，加水500ml，煮去渣取汁200ml，分2次服用），同时外涂除湿止痒软膏（由蛇床子、苦参、黄柏、黄连、白鲜皮、虎杖、紫花地丁、地肤子、萹蓄、茵陈蒿、苍术、花椒、冰片十三味中药组成），每日 3 次，连续治疗 4 周。结果治疗组痊愈率、显效率、有效率和无效率分别为 76.2%、12.8%、4.2% 和 6.7%，总有效率为 93.2%。[张振汉，闰言. 除湿胃苓汤联合除湿止痒软膏治疗慢性湿疹疗效观察. 中国医药导报，2013，10（14）：112-113]

（二）亚急性湿疹

病人服用除湿胃苓汤（苍术 10g，厚朴 10g，陈皮 10g，猪苓 12g，泽泻 12g，茯苓 12g，白术 15g，滑石 12g，防风 10g，栀子 10g，木通 6g，肉桂 3g，灯心草 6g，甘草 6g）治疗，早、晚水煎 2 次分服，1 剂/天，结果痊愈率为 80.0%，总有效率为 100%。[周耀湘，吴洁贞，卢妙玲. 除湿胃苓汤治疗亚急性湿疹 60 例疗效观察. 中医药导报，2012，18（12）：102-103]

【临证提要】

胃苓汤方为治夏令恣食瓜果，寒湿内蕴，致上吐下泻，肢冷脉伏，或胃阳为寒水所侵，累及脾阳，不得健运之证而设。

❧ 白术和中汤 ❧

【来源】《三订通俗伤寒论·六经方药·温热剂》。

【组成】生白术一钱半　广陈皮一钱半　炒焦六曲三钱　佛手花五钱　浙茯苓四钱　砂仁一钱　五谷虫三钱（漂净）　陈仓米三钱（荷叶包）

【用法】水煎服。

【功效】温和脾胃，调畅气机。

【主治】下利清谷，表热里寒，手足连绵不断汗出之脾胃虚寒证。

【方解】方中以茯苓、白术培中化湿为君。臣以陈皮、砂仁运中；神曲、五谷虫导滞。佐以佛手花疏气宽肠。使以荷叶包陈仓米，升清气以和胃，补而不滞，疏而不削。此为温和脾胃，条畅气机之良方。

【临床应用】

（一）泄泻

张某，女，50 岁。1986 年 5 月 4 日就诊。患慢性泄泻 15 年，每因饮食不慎而发。1 个月前因进食生冷后感恶心欲吐，腹脐隐隐胀痛，每痛即欲排便，大便稀溏。服抗生素及中成药，泄泻有所减轻，但终不能止。现症：倦怠乏力，口渴，饥不欲食，少食即脘痞，大便每日 2～3 次，不成形，量少，舌光红而干，脉细无力。证属脾胃两虚。治用温脾养胃法。处方：白术 10g，茯苓 15g，太子参 15g，石斛 10g，白芍 10g，陈皮 6g，鸡内金 10g，枳壳 3g，干姜 3g，砂仁 3g，神曲 10g，荷叶 6g。服药 2 剂腹泻止，连用 10 剂，饮食增加，大便正常。

按 清气在下，则生飧泄。而久泻不仅使脾气下陷，还致胃阴损伤。脾喜燥恶湿，胃喜润恶燥，故治疗用药方面温燥清润合用在所难免。方以苓、术、干姜、砂仁、陈皮温中健脾；参、芍、石斛养胃阴；泄泻者肠中多有积滞，余邪不去，又稍佐鸡金、枳壳、神曲消积行滞；而荷叶之用，正如清·王孟英《随息居饮食谱》所说："能升发胆中清气，以达脾气。凡脾虚气陷而为便泻不运者，可佐培中之剂"，是取其芳香化湿、升发清阳作用。荷叶与枳壳合用，一升一降，促使脾胃功能恢复正常。[章伟光 . 白术和中汤应用举隅 . 江苏中医，2000，21（7）：31-32]

（二）便秘

鲍某，男，50 岁。1993 年 10 月 18 日就诊。病人 5 年前胃癌手术后即体弱食量少，不耐劳作，动则气短。半年前出现便秘，二三日一行，虚坐努争则汗出神倦，大便量少而软，下腹时有胀坠感。曾试服通便药，仅能逞快于一时，不过半日复又胀满，且强用泻下之后食欲更差，甚以为苦。舌淡胖有齿痕、苔薄腻，脉细无力。证属脾气下陷。治用益气健脾法。处方：生黄芪 15g，白术 12g，茯苓 10g，佛手 6g，柴胡 6g，枳壳 6g，陈皮 6g，当归 10g，肉苁蓉 10g，砂仁 3g，神曲 10g。连服 10 剂，精神、饮食转佳，大便通畅，共服 30 余剂停药。

按 脾气下陷，大肠无力传送糟粕故便秘。此非热结，无须重用通便之剂，关键在于益气升阳。白术和中汤原方有健脾化湿之能，但益气之力较弱，因此加用生黄芪。恐脾虚者用黄芪易生中满，伍陈皮以疏其滞；用柴胡以升其阳；再稍加枳壳、佛手行气宽中；当归、肉苁蓉润肠，促使脾运健而大便通。[章伟光．白术和中汤应用举隅．江苏中医，2000，21（7）：31-32]

（三）头痛

江某，女，54岁。1996年8月21日就诊。病人素体多病，2个月前患感冒迁延不愈，曾自服发汗药，感冒虽除但头痛不愈，呈绵绵空痛，怯风畏寒，常以布巾包裹才觉舒适，少气懒言，昼日困乏思睡，食不甘昧，食后感脘痞欲呕，二便如常，舌淡、苔薄腻，脉虚大。证属脾气虚弱，清阳不升。治以补脾益气，祛风止痛。处方：生黄芪12g，党参10g，白术10g，茯苓10g，当归10g，防风6g，细辛3g，蔓荆子6g，陈皮6g，砂仁3g，神曲10g，生姜3g（取汁）。服5剂头痛止。

按 本例发散太过，表卫不固，因而怯风畏寒；脾气虚弱，气血不能上荣于头目，因而头痛；浊邪留踞中焦，胃失和降，因而食少脘痞欲呕。组方合用玉屏风散、补中益气汤方意，重在扶正固表，益气升阳；稍加防风、细辛、蔓荆子，轻扬祛风止痛；陈皮、砂仁、神曲、姜汁和胃通阳降浊。全方具补中寓散，安内攘外之功。[章伟光．白术和中汤应用举隅．江苏中医，2000，21（7）：31-32]

（四）咳嗽

吴某，男，59岁。1997年4月30日就诊。反复咳嗽15年，曾诊为"慢性支气管炎、慢性阻塞性肺气肿"。1个月前因发热、咳嗽加剧而采用抗感染治疗，发热症状缓解。现症：咳嗽，痰多清稀，时感胸闷，动则气短，食少腹胀，舌淡苔白，脉细弦。证属肺脾两虚，痰浊内阻。治以健脾益气，肃肺化痰。处方：白术12g，茯苓15g，党参15g，法半夏10g，陈皮6g，干姜3g，紫苏子10g，杏仁10g，砂仁6g，神曲10g。服10剂后诸症改善。改香砂六君丸长期调理。

按 久咳伤肺，子盗母气，因而慢性咳嗽多有肺脾两虚。"脾为生痰之源，肺为贮痰之器"，非谓脾能生痰，乃脾虚不能化湿，聚而为痰。所以治慢性咳嗽常须以健脾为主。临床上湿多而脾运不及，但用白术、茯苓即可；但脾运无力不能化湿者却应当合用党参、二陈汤之类；气虚生寒则加干姜温中；紫苏子化痰；杏仁肃肺，可达标本兼顾的目的。[章伟光．白术和中汤应用举隅．江苏中医，2000，21（7）：31-32]

【临证提要】

本方适用于胃中虚冷，水谷不别之气虚中满证。在湿证挟食中期最多见此证，用药最难，纯补则胀满愈甚，分消则中气愈虚。这是因为脾胃主中气，过服消剋，则中气虚；气虚则滞，滞则中满，甚或成臌；由湿聚为满，气壅为胀，中空无物，按之不坚，亦不痛，或时胀时减，成为气虚中满之证。故俞氏创此方温和脾胃，并施以调畅气机，以温胃中之寒湿，行脾胃之气滞。

ᕙ 加味小建中汤 ᕗ

【来源】《三订通俗伤寒论·六经方药·温热剂》。

【组成】 生白芍三钱　饴糖三钱　鲜生姜八分（蜜煨）　广橘白、络各一钱（炒）桂枝一钱（蜜炙）　炙甘草八分　大枣两枚　砂仁六分（分冲）

【用法】 水煎服。

【功效】 建中补虚，和里缓急。

【主治】 虚劳里急之证。

【方解】 俞氏以白芍、甘草、饴糖为主药，酸得甘助而生阴，益脾气而养脾阴，又以缓肝之急，润肺之燥。辅以桂枝、干姜、大枣，甘与辛合而生阳，温阳气以健脾，生姜温胃，大枣补脾，合而升腾中焦生发之气，而行津液和营卫。佐以橘白、橘络。使以砂仁者，防甘药太过，以致气滞中满。

【临床应用】

（一）老年性便秘

某某，男，88 岁。于 2007 年 11 月 10 目前来就诊。病人长期以来便秘，伴腹痛，饥时易发，得食则舒，腹部怕冷，喜温喜按，大便干燥，排便无力，自觉乏力，面色㿠白，舌质淡、苔薄白，脉迟而无力。服果导片、芦荟胶囊，均未见好转。诊断：便秘（脾阴虚寒，传导失常）。治以小建中汤加味：桂枝 15g，炒白芍 30g，炙甘草 10g，生姜 10g，大枣 4 枚，饴糖 30g（冲），锁阳 15g，当归 15g，生黄芪 20g，党参 15g。水煎，日服 1 剂。5 天后大便干结无力、腹部怕冷明显改善。服药 2 个疗程后，诸症消失。随访 1 年，未见复发。

按 老年人因年事已高，便秘多为虚证。小建中汤源于《伤寒论》，原治"虚劳里急，悸，衄，腹中痛，梦失精，四肢烦疼，手足烦热，咽干口燥"，并无便秘主治。分析本方，方以甘温质润之饴糖为君药，益脾而养脾阴，温补中焦。桂枝温阳气；芍药益阴血，并为臣药。炙甘草甘温益气，既助饴糖、桂枝益气温中，又合芍药酸甘化阴而滋脾，为佐药；生姜温胃，大枣补脾，同为佐药。六味合用，于辛甘化阳之中，又具酸甘化阴之用，具有温建中阳，和里缓急之功。另加用锁阳补肾助阳，润肠通便；黄芪、当归功于补气生血，且当归具有润肠通便之功，使全方在温补之中更寓通便之功，符合老年便秘的虚秘病机，故临床应用确有效验。[刘英丽.加味小建中汤治疗老年性便秘 68 例.中国民间疗法，2010，18（2）：34]

（二）血管神经性腹痛

王某，女，28 岁。1986 年 4 月 5 日初诊。腹痛，伴心悸气短 3 个月。诱因为其夫无故被停止工作，思想苦闷，逐渐饮食减少，心悸气短，腹部疼痛，体重日减，经中西药治疗疼痛未止，而前来就诊。诊见：面色萎黄，口唇淡白，形体消瘦，舌淡苔薄，脉弦细。腹壁薄，肝肋下 1cm，质柔软，脾未触及，脐区左侧压痛明显，触之有搏动感，麦氏点无压痛。实验室检查：WBC $6.4×10^9$/L，N 0.73，L 0.27，RBC $3.2×10^{12}$/L，Hb 80g/L。证属气血亏虚，肝失条达，木邪侮土。治以补气养血，和中缓急。方用加味小建中汤：黄芪 3g，当归 10g，桂枝 10g，炒白芍 30g，炙甘草 10g，龙骨 30g，牡蛎 30g，生姜 10g，大枣 5 枚。5 天后复诊，疼痛大减，但饮食仍少，于上方加神曲、谷麦芽等，共服 20 余剂，疼痛止，饮食恢复正常。［丁广元．加味小建中汤治疗血管神经性腹痛．江苏中医，1996，17（11）：17］

【现代研究】

（一）慢性萎缩性胃炎

加味小建中汤治疗慢性萎缩性胃炎。基本方：白芍 20g，桂枝 10g，炙甘草 5g，大枣 10g，生姜 3 片，饴糖（烊化）30g，乌梅 8g。糜烂型胃炎加三七 10g，丹参 10g，白及 10g，珍珠粉（和服）3g；胃脘痛者加延胡索 10g，郁金 10g，木香（后下）10g；面色不华者加当归 10g，党参 10g。1 剂/天，水煎成 400ml，早、晚 2 次分服，均以治疗 3 个月为 1 个疗程。治疗期间忌食腌制、烧烤、油炸食品，不饮浓茶及停用影响临床疗效的药物。结果加味小建中汤治疗前后胃黏膜腺体萎缩、肠化生、不典型增生的改善均十分明显，在治疗慢性萎缩性胃炎中疗效显著。［何金木．加味小建中汤治疗慢性萎缩性胃炎 65 例．甘肃中医，2010，23（7）：15-16］

（二）消化道溃疡

基本方药：白芍 25g，桂枝 15g，甘草 20g，香附 30g，生姜 10g，大枣 6 枚，饴糖 50g，黄芪 30g，白及 20g，水红子 20g。寒重加吴茱萸、丁香、花椒、小茴香；气滞加枳壳、木香、香橼、八月札；肝胃郁热加黄连、焦栀子、牡丹皮；气滞血瘀加桃仁、红花、失笑散；胃阴不足加太子参、西洋参、麦冬、生地黄；痛重加延胡索、川楝子；呕吐加半夏；吞酸吐酸加海螵蛸、煅瓦楞子；便溏加白术、山药；便结加大黄粉；黑便加仙鹤草、地榆炭、侧柏炭、灶心土、云南白药。服用方法：水煎 3 次取汁 1200ml，兑入饴糖微火溶化，分早、中、晚 3 次，饭前温服，每日 1 剂，15 剂为 1 个疗程，服药期间停用其他药物，忌黏腻生冷、辛辣，戒烟酒 2 个月。治疗结果：临床治愈率 66.1%，有效率 27%，无效率 7%，总有效率为 93.1%。［田少林，王晓玉，蒋晓亮．加味小建中汤治消化道溃疡．中华医药学杂志，2003，2（10）：102-103］

【临证提要】

加味小建中汤为治虚劳里急之证而设。脾主中气而统血，贯注四旁，输运上下，为胃行其津液，而主一身之营阴卫阳也。故中气立，则营卫和谐。如过服香燥，耗气劫阴，则营卫不和，劳伤内损，中气虚寒，肝木乘脾，成虚劳里急。多出现寒热如疟，四肢酸痛，手足烦热，咽干口燥，里急腹痛，肝乘脾之证。俞氏仿喻嘉言法而设温和肝脾，调和营卫之方，故称为小建中。但俞氏在本方中不加人参、白术扶气之药是恐助肝气之横逆，但加入橘白、橘络、砂仁之品，以防甘润太过而致中满。

～ 神香圣术煎 ～

【来源】《三订通俗伤寒论·六经方药·温热剂》。

【组成】 白术五钱（炒香）　紫猺桂一钱　公丁香二分　干姜二钱（炒黄）　广陈皮一钱（炒）　白蔻仁六分

【用法】 水煎服。

【功效】 温通脾肾，散寒祛湿。

【主治】 寒湿霍乱。

【方解】 方中白术、干姜为主药，以暖培脾阳。辅以肉桂温肾助阳。陈皮和中为佐。妙在使以公丁香、白蔻仁，兴发气机，以束干姜、肉桂通阳之烈性。诸药合用，具有温通脾肾，散寒祛湿之功效。

【临床应用】

肝硬化腹水

冯某，男，57岁。2001年8月5日初诊。病人腹部胀满，右胁肋痛3个月余。近5天来因心情不舒，致脘腹胀甚，攻撑作痛，双下肢浮肿，小便量少。乙型肝炎病史13年。查体：面色萎黄，腹胀大，按之软，腹壁绷紧发亮，并有青筋暴露，肝剑突下 1.5cm，肋下 1cm，质硬，有轻度压痛，双下肢凹陷性浮肿。舌淡胖、苔白腻，脉沉弦。肝功能检查示：谷丙转氨酶（ALT）86U/L，谷草转氨酶（AST）125U/L，血清总蛋白（TP）62g/L，白蛋白（ALB）258g/L，球蛋白（G）48g/L，乙型肝炎表面抗原阳性；肝穿刺活组织检查见假小叶形成；B 超示：肝硬化腹水。诊为乙型肝炎、肝硬化腹水。证属气滞湿阻。予圣术煎加减：生白术 60g，干姜、肉桂各 6g，陈皮、枳实、厚朴各10g。上方服用 3 剂，病情大减，继服 10 剂后，自感攻撑胀满消除，食欲增加，情绪稳定，精神转佳，肝功能检查基本正常，随访至今未曾复发。[周广印. 圣术煎治疗肝硬化腹水 96 例疗效观察. 云南中医中药杂志，2005，26（5）：22]

【临证提要】

本方适用于恣食生冷油腻，或过用克伐，或寒中太阴，致伤脾阳，以及肾阳虚者。症见上吐下泻，胸膈痞满，胁肋胀痛，气怯神倦，甚至眶陷胭瘪，四肢厥冷，脉微似伏，证极危笃。

⌬ 附子理中汤 ⌬

【来源】《三订通俗伤寒论·六经方药·温热剂》。

【组成】 附子五钱　别直人参三钱　炙甘草八分　干姜三钱（炒黄）　冬白术三钱（炒香）　生姜汁一瓢（冲）

【用法】 水煎服。

【功效】 热壮脾肾，急救回阳。

【主治】 阴证伤寒。

【方解】 方中以附子、生姜辛热追阳，为主药。以人参、白术培中益气，为辅药。以炙甘草和中，为佐药。使以姜汁去阴浊而通胃阳，妙在干姜温太阴之阴，即以生姜宣阳明之阳，使人参、白术、生姜、附子收功愈速。此为热壮脾肾，急救回阳之要方。

【临床应用】

（一）结肠黑变病

侯某，女，60岁。自诉反复便秘10年，腹泻、腹痛、腹胀2年，加重1周。现病史：病人有10余年便秘史，长期间断服用大黄、芦荟、番泻叶等药物及中成药制剂，便秘、腹泻症状反复交替发生。2年前病人服用过量泻药后，开始出现腹泻，伴有阵发性腹痛，腹胀，腰痛，便后痛减，食欲减退，乏力，体重较之前减轻，无黏液脓血便。曾在多家医院求治，服药（具体不详）后症状能够缓解，但停药后症状反复，饮食不当为常见诱因。1周前，病人诉上述症状复发并加重，遂来就诊。目前症状：腹泻，色青，每天2～3次，不伴有黏液脓血便，无恶寒发热及恶心呕吐，便后乏力，伴阵发性腹胀，腹痛，纳差，腰痛，消瘦，怕冷，小便正常，睡眠尚可，舌质淡、舌下瘀斑、苔白少津，脉沉细。查体：神清，精神差，形体偏瘦，脱水貌，面色青黄，舟状腹，腹壁静脉无怒张，全腹无明显压痛及反跳痛。辅助检查：电子肠镜检查提示为结肠黑变病、直肠息肉。结合病人症状及体质，中医四诊合参，辨证为脾肾阳虚，中焦虚寒挟瘀证。予附子理中汤加味以温补脾肾，散寒祛瘀。方药：制附子30g（先煎1小时），干姜10g，晒人参30g，黄芪50g，桂枝15g，川芎15g，桃仁15g，山药30g，炒白术30g，炙甘草10g，红花15g，肉苁蓉10g。保留灌肠治疗。每天1次，每次150ml，连续治疗1个月。灌肠方法：病人每天早晨排空大便后，取右侧卧位，垫高臀部，备以肛管，外面涂少量石蜡油，使之润滑，以便插入时不致对肛门及肠黏膜产生刺激或损伤，然后将肛管插入肛门15cm，将已配制好的药液经灌肠筒缓慢注入150ml，注入完毕后，保持现有体位30分钟，防止药液流出。治疗后病人腹胀、腹痛症状明显好转，大便成形，面色较之前红润，精神佳，小便正常，食量增加，睡眠可，舌质淡红、苔薄黄。复查电子肠镜提示结肠黑变病完全消失。［朱丹，张怡，解秀翠，等.加味附子理中汤保留灌肠治疗结肠黑变病1例报告.

湖南中医杂志，2013，29（12）：89-90]

（二）浮肿

廖某，女，19岁。2010年8月9日初诊。近2个月饮食不佳，纳呆食少，嗜睡，四肢、头面部浮肿明显，午后更重，四肢酸软无力，腰酸口渴，舌质淡胖、苔薄白，脉滑无力。问知其自入夏以来嗜冷饮，日夜均在空调房中，少运动。证系脾肾阳虚，元气散漫。治以温中散寒，补益脾肾。用附子理中汤：制附子60g（先煎1小时），炙甘草30g，炒白术20g，干姜45g，党参15g。水煎，饭前服。

2010年8月16日二诊：服药后，浮肿较前有好转，食纳转佳，每日如厕2~3次，大便稀软极臭。继服原方至稀臭便消失。

2010年9月27日三诊：诸症消失。原方改为丸药，长期调理。

按 《素问·生气通天论》曰："阳气者，若天与日，失其所，则折寿而不彰。"阳气损伤则百病丛生，故养生治病当时刻固护阳气。病人平素喜冷饮、吹空调，致体质日渐衰弱，阴寒之邪趁机而入，故饮食不佳、食少纳呆、周身浮肿、嗜睡；午后乃阴阳交接之时，阴气渐盛，则症状于午后加重；口渴而无舌红少津，反见舌质淡胖，脉滑而无力，为阳虚不能蒸腾津液、温化摄水。二诊时泻稀臭便，乃阳气大振、驱体内阴寒之邪外出之兆；浮肿较前好转、食纳转佳，为阳气回复之象。治以扶下焦阳气，振奋脾阳，收到很好效果。[沈耿杨．附子理中汤治案二则．实用中医药杂志，2012，28（2）：141]

（三）畏寒

杨某，男，21岁。2010年10月18日初诊。数年前重感冒大汗后即畏寒，缠绵不愈，入冬症状加重。精神困顿，眼睛微闭无神，四肢、头面部寒冷如冰，身裹3件毛衣、双手紧握热水壶仍瑟瑟发抖。胃脘、胸胁、腹部畏寒隐痛，喜饮开水，夏日亦然，稍吃西瓜、冷饮则腹痛加剧。舌红、苔薄少，脉沉细。证属脾肾阳虚，阴寒凝聚。治宜温肾健脾。方用附子理中汤：制附子90g（先煎1小时），炙甘草30g，炒白术45g，干姜60g，党参30g。水煎，饭前服，日 1 剂。

2010 年 10 月 25 日二诊：畏寒有所好转，穿着跟常人无异，精神较好，唯腹痛仍时作时止。前方制附子减为 60g，炙甘草、炒白术、干姜、党参改为 45g。水煎服。

2010 年 10 月 30 日三诊：畏寒胸腹痛皆止，精神较佳，面色红润，前方改为丸剂长期调服。

按 病人精神困顿、双眼无神、身冷如冰、喜热汤，乃阴证无疑。胃脘、胸胁、腹部畏寒隐痛，喜饮开水，为脾阳虚衰。病程日久，正气已虚，脾肾阳气亏损。治疗当以扶脾肾阳气为先。二诊诸症好转，为阳气渐旺，故稍减药量，逼邪外出。三诊诸症消失，表明阳回阴退，故改汤剂为丸剂，善后调理。[沈耿杨．附子理中汤治案二则．实用中医药杂志，2012，28（2）：141]

【现代研究】

肠易激综合征

用于治疗腹泻型肠易激综合征。方药组成：党参 12g，白术 10g，干姜 6g，炙甘草 6g，制附子 10g，补骨脂 12g，五味子 6g，吴茱萸 5g，肉豆蔻 6g，大枣 5 枚。腹痛甚者加木香、白芍各 10g；腹胀甚者加茯苓、砂仁各 10g；呕吐者加丁香 6g。每日 1 剂，水煎，分早、晚 2 次服用，连用 5 天为 1 个疗程。126 例病人经治疗 1～2 个疗程，治愈率为 78.6%，好转率为 11.9%，无效 9.5%，总有效率为 90.5%。其中服药 3 剂治愈 36 例，服药 5 剂治愈 21 例。随访 6 个月～3 年，未见复发。治疗中无明显不良反应。[徐厚禄，彭勇．附子理中汤加味治疗腹泻型肠易激综合征 126 例．中国民间疗法，2011，19（9）：38]

【临证提要】

本方适用于卒中阴寒，口食生冷，病发而暴，忽然吐泻腹痛，手足厥逆，冷汗自出，肉瞤筋惕，神气倦怯，转吟头项若冰，浑身青紫而死，惟陡进纯阳之药，迅扫浊阴，以回复脾肾元阳，乃得功收再造。

❧ 回阳救急汤 ❧

【来源】《三订通俗伤寒论·六经方药·温热剂》。

【组成】黑附块三钱　紫猺桂五分　别直参二钱　原麦冬三钱，辰砂染　川姜二钱　姜半夏一钱　湖广术钱半　北五味三分　炒广皮八分　清炙草八分　真麝香三厘（冲）

【用法】水煎服。

【功效】回阳固脱，益气生脉。

【主治】少阴下利脉微，甚则利不止，肢厥无脉，干呕心烦。

【方解】以四逆汤加桂枝温阳救逆为君。以生脉散之人参、麦冬、五味子益气生脉为臣。佐以白术、姜半夏、陈皮健胃除湿，止呕止利。使以麝香通窍助气，以助参、术、姜、附回阳固脱。

【临床应用】

（一）肺心病心力衰竭

某某，男，65岁。1979年12月25日初诊。病人已往有咳喘史20余年，遇冬则重，咳喘时伴腰以下水肿3～4年。10天前因外感诱发入院。入院后经吸氧、止喘、抗感染、强心、利尿等综合治疗，病情未减，喘肿愈来愈重，已通知病危，请中医会诊。上午7：30会诊，见病人端坐直视，气急喘呼，冷汗淋漓，面色暗滞，舌质紫暗、光滑无苔，四肢逆冷，腰以下凹陷性水肿，脉躁疾。病人入院5～6天后病情加重，每逢午夜开始，喘息尤重，面部冷汗淋漓，上午9时后，逐渐喘轻汗止。根据以上脉症，诊为喘脱危候，属脾肾阳气虚极。至午夜至阴之时，由于阴盛之极隔微弱之真阳欲脱，此时必须速救微阳之真阳，使之返回坎宫。急用回阳救急汤令病人不分昼夜频频服之，3剂/2天。用药后的第3天晨间，病人突发惊狂不安，惊叫欲死，数分钟后吐出陈胶样暗绿色痰约 300ml，吐后喘轻汗止，当夜能平卧入睡。在病情好转后，以上方为基础又加减化裁十余剂，好转出院。

按 肺心病心力衰竭相当于中医学咳喘病的危重阶段，即喘肿、喘脱阶段，也就是咳喘病的入络、入血、入肾的阶段。此时临床上就出现了咳喘、水饮、痰浊、瘀血并见的证候群，证候错综复杂。综观临床所见的病人，病机的关键就是整体阳气极端衰微，人身微弱之真阳欲脱，此时只要抓住真阳极微欲脱这一关键，掌握时机，及时的救阳、回阳，只要阳气一同，一切胶结难解之证就会迎刃而解。[崔树欣．回阳救急汤治疗肺心病心力衰竭 30 例体会．中西医结合实用临床急救，1995，（2）：76]

（二）扩张型心肌病

游某，男，53 岁，干部。病人以感冒后心悸气促，胸闷乏力 10 年，加剧伴水肿 7 天为主诉，于 1991 年 4 月 13 日入院。曾在省市多家医院多次住院先后诊断为"病毒性心肌炎、冠心病、扩张型心肌病、心瘫琢－心律失常"，用过利尿剂、能量合剂、多巴酚、丁胺、地高辛等药物，症状未减。刻诊：神清不安，精神萎靡，烦躁汗出，肢凉怕热，端坐呼吸，呕吐清水，便频尿少，口唇紫绀，舌淡紫胖、苔白厚腻，脉细弱而乱；胸呈桶状，颈静脉怒张，心脏显著扩大并有抬举性搏动，心音低钝，心率平均 126 次/分，可闻及三联律；BP 105/67.5mmHg；胸部 X 线片示：两肺纹理增粗，心脏扩大，肺门增宽，心影呈烧瓶状，心胸比为 2：1；EKG 报告：频发性多源性早搏，莫氏 I 型房室传导阻滞，左心肥厚伴劳损。中医辨为阳微欲脱之证。治从回阳固脱，益气生脉。处方：制附子、种参、干姜、五味子、炙甘草各 6g，桂枝、陈皮、制半夏、石菖蒲各 10g，丹参 30g，茯苓 60g。每日 1 剂，水煎内服。1 剂后汗出止，呕吐停。3 剂后小便多，水肿消。继续上方加减调养，心衰控制，心功能改善。心电图复查：窦性心律，一度房室传导阻滞，极度顺钟转。经治后，于 5 月 30 日病情稳定出院。

按 扩张型心肌病系现代医学病名,《中国内科年鉴（1987年）》收集的资料认为该病预后差，住院病死率达24.4%～27%。治疗主要是控制心衰及心律失常，以改善心功能。而常用的洋地黄之类药品，本身又可引起心律失常而致难治。从中医学辨证而言，此例病久入络，心脉受损，阳气衰微，则汗出肢凉，喘促气短；虚阳外越故烦躁怕热；水气凌心则心悸呕吐；运化无权故水肿尿少；舌淡紫胖、脉细弱而乱是一派阴寒内盛、阳微欲脱之危象。故用姜、附、桂大辛大热以温阳壮火，破阴祛寒；参、苓、五味子益气复脉，利水宁心；陈皮、半夏燥湿化饮，行气止呕；丹参活血化瘀；石菖蒲开窍安神；炙甘草复脉补中。诸药配伍，确有回阳救急益气固脱之效。[杨家茂.回阳救急汤治疗心脏病疾患举隅.辽宁中医杂志，1993，（1）：36-37]

（三）风湿性心脏病

盛某，女，56岁，居民。1991年4月10日入院。主诉：心悸、气促20年，曾在省级某院确诊为"风心、二窄并二漏"，因不能耐受麻醉未能手术而回家。近10天来症状加剧，伴尿少水肿，胁痛呕吐。查：神清喘促，二尖瓣面容，舌紫唇绀，全身水肿，尤以双下肢显著。心脏浊音界扩大，有抬举性搏动，心率平均118次/分，律绝对不齐，心尖区可闻及Ⅳ以上隆隆样杂音，并向腋下传导，肝在肋下四指。心电图报告：异位心律，心房纤颤，右心室肥厚并劳损，极度顺钟转。X线胸片示：心影心腰平直且隆起，心尖饱满向左扩大，右心房增大。B超报告：淤血性肝肿大。此是心脉瘀滞，水气凌心。治从温阳通脉，化瘀利水。药用：茯苓30g，制附子、干姜、五味子、炙甘草各6g，吉林参、桂枝、陈皮、半夏、葶苈子各10g，车前子15g。水煎内服，每日1剂。药进3天，小便多，呕吐止。再进7剂，心悸除，喘促轻。继以上方加减调养，至5月9日房颤消失，心功能改善出院。

按 风寒湿热杂至，外侵皮肤经络，内舍血脉心包，日久阴损阳耗，最易血瘀水停，而成脉痹心痹之证。心阳不足则心悸喘促；瘀血内滞故舌紫唇绀；气化失司则尿少水肿。故以桂、附、干姜壮心阳逐寒邪；参、草、陈皮补真元扶正气；五味子复脉安神；半夏降逆止呕；茯苓、二子利小便而能通阳，水去瘀血自行，而奏温阳利水，除悸止逆之功。[杨家茂．回阳救急汤治疗心脏病疾患举隅．辽宁中医杂志，1993，（1）：36-37]

（四）冠心病

黄某，男，61岁。病人诉胸闷心悸8年，曾在某院诊断为"冠心病、心律失常"多次住院。用过扩张血管、利尿、极化液等治疗，症状时轻时重。近7天来，天气变冷后症状加剧，伴头晕呕吐，尿少水肿而于1990年2月28日住入病房。查：颜面及双下肢水肿，舌紫红，脉结代。心脏向左扩大，心率82次/分，律不齐，有早搏。EKG报告：双侧房室传导阻滞，频发性房早并室早，左心室肥厚，心肌供血不足。此胸痹心悸乃因瘀血化水。治当活血化瘀，温阳利水。药用：制附子、桂枝、陈皮、姜半夏各10g，丹参、川芎、车前子各15g，茯苓、党参、桑寄生各30g，五味子、炙甘草各6g。每日1剂，水煎温服。2剂后呕吐止、头晕轻。再3剂水肿消、心律齐。继续调治至4月3日症状消失，EKG复查，未发现传导阻滞和早搏而出院。

按 胸痹水肿，乃心阳衰微。瘀血阻滞则胸闷而痛；水饮内停故心悸水肿；阳气不运，上不荣则头晕，下不化故尿少；寒饮中阻则恶心呕吐。方用桂枝、附子温阳散寒；丹参、川芎活血化瘀；茯苓、车前子、桑寄生利水宁心；陈皮、姜半夏化痰止呕；五味子、甘草益心气补血脉。共同配伍而奏扶正驱邪，回阳救急之效。[杨家茂．回阳救急汤治疗心脏病疾患举隅．辽宁中医杂志，1993，（1）：36-37]

【临证提要】

本方具有回阳固脱，益气生脉之功效。主治寒邪直中三阴，真阳衰微证。症见四肢厥冷，神衰欲寐，恶寒蜷卧，吐泻腹痛，口不渴，甚则身寒战栗，或指甲口唇青紫，或吐涎沫，舌淡苔白，脉沉微，甚或无脉。现代临床常用于急性胃肠炎吐泻过多、休克、心力衰竭等属亡阳欲脱者。方中麝香用量不宜过大，服药后手足温和即可。

导赤清心汤

【来源】《三订通俗伤寒论·六经方药·清凉剂》。

【组成】鲜生地六钱　辰茯神二钱　细木通五分　原麦冬一钱，辰砂染　牡丹皮二钱　益元散三钱（包煎）　淡竹叶钱半　莲子心三十支（冲）　辰砂染灯心二十支　莹白童便一杯（冲）

【用法】水煎服。

【功效】清降包络心经虚火。

【主治】热陷心包神昏证。

【方解】热陷心经，内蒸包络，血虚热盛，故以鲜生地黄凉心血以泻心火；牡丹皮清络血以泄络热为君。然必使其热有出路，而包络心经之热乃能清降，故又臣以茯神、益元、木通、竹叶，引其热从小便而泄。佐以麦冬、灯心，均用朱染者，一滋胃液以清养心阴，一通小便以直清神识。妙在使以童便、莲心咸苦达下，交济心肾，以速降其热，是以小便清通者，包络心经之热，悉从下降，神气即清矣。

【临床应用】

（一）淋浊（前列腺炎）

赵某，男，28岁，已婚，工人。1982年2月25日初诊。自述前2个月开始，尿后有乳白色黏液流出，继之茎中痛，腰与少腹闷胀不适感。在某医院行前列腺液检查：脓球（+++），红血球（+），卵磷脂小体少许。确诊为前列腺炎，经服药打针未效，乃前来求诊。症见：面肤红润，舌边赤、苔黄浊腻，脉弦实有力。询知素有烟酒之史。脉症互参，初拟为好酒嗜烟，湿热内蕴，流注下焦而成淋浊之证。治当清热利湿，切忌固涩收敛。拟本方加入生栀子10g，川黄柏10g，蒲公英30g，紫花地丁30g，半边莲30g。嘱连进7剂。药后症状明显改善，茎中舒畅，乳白黏物只偶见三四次，饮食夜眠俱佳。症见脉舌同前，按效不更方，仍处上方嘱再进 7 剂。此后症状基本消失。取前列腺液复查：脓球少许，卵磷脂小体（+++）。脉弦中缓，舌质红、苔薄稍黄，遂处上方连进 2 周以资巩固，并嘱多饮开水，戒酒烟以防复发。[邓启源．导赤清心汤临床治验．上海中医药杂志，1985，(3)：33]

（二）癫痫（精神分裂症）

雷某，女，21 岁，医院化验员。1983 年 2 月 19 日初诊。母代述：因与人争吵，以致彻夜不眠，时有悲哭，继之幻听幻想，纳呆，大便干结数日未下，尿少如茶。发病已 2 个月余，经治未愈。症见：双目痴呆，低头怕羞，面赤唇红，舌赤苔薄，脉来弦数，口气臭浊，问之不答，喃喃自语。脉症互参，初拟为恼怒伤肝，肝火郁结，上扰心神，神明被干，母病及子，故心烦不寐，语无伦次，痴呆幻想。治当清心火，平肝热，引火下行。拟本方加生栀子15g，生白芍 30g，龙胆草 10g，酒大黄 15g。嘱连进 3 剂。药后每日大便畅下三行，尿亦增，夜眠较前安，喃喃自语已少，舌赤稍退，脉较前缓。仍步前方再进 3 剂。药后夜眠已安，纳食较增，幻听已止，幻想亦少，二便通畅，问诊对答已切题，但较迟缓，舌正红、苔薄白，脉弦稍数。仍沿前方增入石菖蒲 10g，嘱再进 2 剂。前后诊治 5 次。服药 20 余剂，症状全消失，至今未复发。[邓启源．导赤清心汤临床治验．上海中医药杂志，1985，(3)：33]

【临证提要】

本方清心包蕴热，通过前阴导火下行。现代临床还常用于泌尿系感染，前列腺炎，精神分裂症，更年期综合征属心火旺者。

❧ 清肝达郁饮 ❧

【来源】《三订通俗伤寒论·六经方药·清凉剂》。

【组成】焦栀子三钱　生白芍钱半　归须一钱　川柴胡四分　牡丹皮二钱　清炙草二分　广橘白一钱　苏薄荷四分　冲滁菊花钱半　鲜青橘叶五分（剪碎）

【用法】水煎服。

【功效】清疏肝郁。

【主治】肝郁不伸之胸满胁痛、腹痛证。

【方解】本方以逍遥散疏肝达郁为君。然气郁者多从热化，丹溪所谓气有余便是火也，故又以栀、丹、滁菊清泄肝火为臣。佐以青橘叶清芬疏气，以助柴薄之达郁。此为清肝泄火，疏肝宣郁之良方。

【临床应用】

（一）耳痛

宁某某，男，30岁，干部。1971年3月2日就诊。左耳痛1周，焮肿流脓，曾注射青霉素疗效满意。口服四环素，肿痛未减，耳内跳痛，牵引及头，脓液黄稠，口苦咽干，小便黄少，舌红苔黄，脉弦数有力。证属肝胆风热，塞聚耳窍。法宜清肝胆，宣郁火，解毒邪。用清肝达郁汤去橘白、橘叶；加黄芩9g，夏枯草、金银花、蒲公英各15g。进5剂，痛止脓净。[彭述宪．清肝达郁汤的临床应用．黑龙江中医药，1984，（2）：39-40]

（二）瘿瘤

周某某，女，65岁，家务。1983年4月10日就诊。2个月前，发现右侧结喉旁有一拇指大肿块，曾服消瘰丸加夏枯草、海藻；逍遥散去甘草，加牡蛎、夏枯草、昆布、贝母、香附，肿块日增。西医诊断为甲状腺腺瘤，建议手术切除，病人恐惧，再次要求服中药消散。症见：肿大如鹅卵，扪之较硬，呼吸微喘，喉梗痰多，心烦多怒，口苦，舌质红、苔黄滑，脉弦滑数。证属肝郁化火，灼津为痰，气痰交阻，结聚为瘤。法宜解郁泄火，化痰开结。用清肝达郁汤去甘草、橘白；加青皮、郁金、法半夏、瓜蒌各9g，夏枯草、昆布各12g。服12剂，肿瘤缩小三分之二，痰消气平，但仍纳差，口苦，舌红苔黄，脉弦滑。以原方去蒌、夏；加茯苓、生麦芽各9g，以舒肝健脾。续进

10 剂，肿块消失。[彭述宪．清肝达郁汤的临床应用．黑龙江中医药，1984，（2）：39-40]

（三）胸痹

姚某某，男，41，干部。1975 年 10 月 12 日就诊。于今年 7 月患急性黄疸型肝炎。经中西医治疗，黄疸消退，肝功能及转氨酶正常。觉胸中痞闷，如物支塞，屡进瓜蒌、厚朴、枳壳，砂仁、木香等药，反增胸脘灼热，心烦多怒，口苦，小便黄，舌质红、苔黄滑，脉小弦滑。证属肝火兼湿，痹阻胸膈。法宜清肝祛湿，宽胸通络。用清开达郁汤去橘白、菊花；加香附、郁金、佩兰各 9g，橘络 3g，茯苓 12g。服 7 剂，痹开胸豁。[彭述宪．清肝达郁汤的临床应用．黑龙江中医药，1984，（2）：39-40]

（四）胁痛

李某某，男，40 岁，农民。1976 年 4 月 10 日就诊。两胁痛半载，时发时止，多于情绪波动后发作，痛窜胁背，右期门穴处有压痛，呃逆，纳差，口苦咽干，舌边略黯、苔黄，脉弦数。证属肝火内郁，日久络窒。法宜开郁泄火，疏络止痛。用清肝达郁汤去橘白、薄荷；加香附、金铃子各 9g，桃仁、红花各 6g，橘络 3g。服 6 剂胁痛显减，压痛亦轻，口微苦，舌红苔黄，脉弦略数。乃肝火未尽，脉络失和。治宜疏肝清热，和营通络。方用柴胡、香附、金铃子、当归、白芍各 9g，栀子、丝瓜络各 6g，甘草 3g。进 5 剂，病愈。[彭述宪．清肝达郁汤的临床应用．黑龙江中医药，1984，（2）：39-40]

（五）肝炎

陈某某，女，32 岁，工人。1971 年 6 月 10 日就诊。于 1972 年 10 月上旬，因纳差，右胁痛，身目悉黄，肝功能及转氨酶异常，诊断为急性黄疸型肝炎。采用中西药治疗，黄疸消退，肝功正常，谷丙转氨酶 200 单位。有时右胁胀痛，食欲不振，体倦乏力，口苦，溲黄，舌红苔黄，脉小弦数。证属肝经郁火，久未宣散。法宜疏肝宣郁，清火解毒。用清肝达郁汤去橘白、香附；加郁金 6g，大青叶、夏枯草各 15g，麦芽 9g。连服 20 剂，转氨酶降至正常。[彭述宪．清肝达郁汤的临床应用．黑龙江中医药，1984，（2）：39-40]

（六）小腹痛

王某某，男，35 岁，干部。1972 年 3 月 20 日就诊。左侧小腹痛 5 年，今岁加剧，每于夜间巳时，左小腹拘急胀痛，至天明渐止，屡投温肾暖肝药，未奏效。口苦，溺黄，舌红边微黯、苔黄，脉弦数。为肝郁化火，移于下焦，气滞血凝，络窒则痛，肝属于厥阴，故痛于夜。法宜清疏厥阴，通达脉络。用清肝达郁汤去橘白、菊花；加桃仁、红花各 6g，丝瓜络、橘核各 9g。服 3 剂，痛大减，口微苦，脉弦稍数，续进 4 剂，多年宿疾痊愈。［彭述宪．清肝达郁汤的临床应用．黑龙江中医药，1984，（2）：39-40］

（七）痛经

钱某某，女，16 岁，学生。1950 年 4 月 2 日就诊。于今年元月上旬，经水初潮，每月经期小腹胀痛，淋漓不畅，其水黯红，旬日方净，心烦易怒，舌红苔黄，脉弦数。证属肝气郁滞，血随气凝，兼挟热邪。法宜开郁清热，活血止痛。用清肝达郁汤去橘白、牡丹皮；加香附、蒺藜、金铃子各 9g，丹参 10g。进 7 剂，5 月 7 日经至，腹痛减轻，色红如常，纳差，舌红、苔黄滑，脉弦滑数。原方加佩兰 9g，醒脾化湿，续进 5 剂，痛止经匀。［彭述宪．清肝达郁汤的临床应用．黑龙江中医药，1984，（2）：39-40］

（八）崩漏

李某某，女，32 岁，干部。1975 年 6 月 5 日就诊。月经紊乱半年，时前时后，于前月中旬阴道流血不止，时多时少，色黯红有块，小腹灼痛，急躁易怒，口苦，舌红苔黄，脉弦数。证属肝经郁火，灼伤冲任，血失所藏，而致崩漏。法宜清肝解郁，凉血化瘀。用清肝达郁汤去橘白、橘叶；加香附 6g，茜草炭、蒲黄炭、贯众炭各 9g，三七粉 3g（冲服）。进 7 剂，血流渐少，小腹痛止，头晕神疲，舌淡红、苔薄黄，脉小弦略数。为肝火未尽，营血已亏。治宜解郁清热，养血柔肝。方用柴胡、香附、栀子炭各 6g，当归、白芍、何首乌各 12g，旱莲草、仙鹤草各 15g，白茅根 12g，甘草 3g。进 5 剂，阴道出血已止，神疲乏差，舌淡红，苔薄黄，脉细弦数。嘱服二至丸、当归丸，以补养营血，1 个月后康复。［彭述宪．清肝达郁汤的临床应用．黑龙江中医药，

1984，（2）：39-40]

（九）妇女面部痤疮

徐某，女，36岁，已婚生育一子。面部起红色小丘疹脓疱2个月余。曾内服中西药及外用肤炎宁治疗，无明显疗效，皮疹仍此起彼伏。平素月经量少，色紫，夹有少量血块，饮食无特殊嗜好。诊断为痤疮。治疗给予清肝达郁汤。每日1剂，复煎，分2次口服，并嘱停用其他内服及外用药。服用1个疗程后，面部皮疹基本消退，继用1个疗程巩周疗效。2个月后随访未见复发。[张沛崧.清肝达郁汤治疗妇女面部痤疮30例.新中医，1998，（3）：46]

【临证提要】

本方用于治疗肝气郁结化火之证，相比逍遥丸其郁而化火之征更为突出。故临床常症见胸满胁痛，或兼腹满而痛，性情暴躁，或月经不调，月经先期，或寒热往来，口苦，苔薄黄，脉弦数等。

～ 龙胆泻肝汤 ～

【来源】《三订通俗伤寒论·六经方药·清凉剂》。

【组成】龙胆草一钱　生山栀三钱　鲜地黄五钱　川柴胡五分　青子芩二钱　细木通八分　生甘梢八分　归须一钱　车前子二钱　炒泽泻一钱半

【用法】水煎服。

【功效】凉泻肝火。

【主治】胆火上炎，肝经湿热下注。

【方解】方中以龙胆草、木通、栀子、黄芩纯苦泻肝为君。然火旺者阴必虚，故又臣以鲜地、生甘，甘凉润燥，救肝阴以缓肝急。佐以柴胡轻清疏气，辛润舒络。使以泽泻、车前咸润达下，引肝胆实火从小便而去。此为凉肝泻火，导赤救阴之良方。

【临床应用】

（一）肝脓肿

薛某，女，43 岁。2009 年 7 月 11 日初诊。发作性右胁下疼痛 1 年余，发热身痛 10 天。病人右胁下疼痛反复发作 1 年余，10 天前无明显诱因出现发热身痛，伴恶心呕吐，右胁下持续疼痛。经实验室及 B 超检查确诊为"多发性肝脓肿"。西药对症治疗后体温略降，余症不减。刻诊：口苦咽干，口赤溲黄，舌质红、苔黄腻，脉弦数。诊断：多发性肝脓肿。证属湿热蕴毒。治宜清热利湿，泻火解毒。方用龙胆泻肝汤加减。药物组成：龙胆草 15g，栀子 10g，黄芩 15g，柴胡 10g，败酱草 30g，大血藤 30g，川楝子 15g，郁金 10g，冬瓜 30g，薏苡仁 20g，金银花 20g，香橼 10g，熟大黄 6g，甘草 6g。每日 1 剂，水煎 2 次取汁 360ml，分早、晚 2 次服。连服 6 剂，疼痛缓解，热退神清。后随症选用疏肝健脾、活血补气之品治疗月余，基本痊愈。

按 肝脓肿属中医学"肝痈"范畴，为内痈之一。本例病人肝火素旺，加之嗜食膏粱厚味，不知节制，积湿生热，聚结于肝，复感外邪，以致热毒炽盛，化腐成痈，故以龙胆泻肝汤加减治疗。方中龙胆草、栀子、黄芩清利肝胆实火；柴胡、川楝子、郁金、香橼疏肝理气；冬瓜、败酱草、大血藤、薏苡仁、金银花、熟大黄清热解毒；甘草调和诸药。当热退痛消再适当选用疏肝健脾、活血补气类药物可使恢复期明显缩短。[孟增泰. 龙胆泻肝汤临床应用 4 则. 河北中医，2012，（9）：1342-1343]

（二）白塞综合征

章某，女，33 岁。2010 年 4 月 23 日初诊。病人口腔黏膜、外生殖器黏膜溃烂疼痛 6 个月余。曾在某医院就诊，诊断为白塞综合征，使用激素、免疫制剂及抗生素等治疗，曾一度好转，但近期症状明显加重。刻诊：口腔黏膜、外生殖器黏膜溃烂，口赤肿痛，口苦口干，心烦易怒，大便秘结，舌质红、苔黄腻，脉弦。证属肝脾不利，湿热搏结，化腐成疮。治宜清肝醒脾，泻火生肌。方用龙胆泻肝汤加减。药物组成：龙胆草 15g，栀子 10g，黄芩 15g，柴胡 10g，生地黄 20g，当归 15g，薏苡仁 20g，苍术 15g，生黄芪 20g，皂角刺 10g，大血藤 30g，冬瓜 30g，金银花 20g，黄连 6g，甘草 6g。每日 1 剂，水煎 2 次取汁 360ml，分早、晚 2 次服。连服 21 剂后，病情明显好转。后随症加减治疗 3 个月余，病人康复。随访 3 年，未见复发。

按 白塞综合征又名口-眼-生殖器综合征，与《金匮要略》中狐惑病相类似。孙思邈认为，该病由湿热毒气所致。从本例临床特点分析，口苦、小便黄赤、口腔黏膜及外生殖器黏膜溃烂、舌质红、苔黄腻等症为一派湿热蕴毒之象。龙胆泻肝汤加减方中龙胆草、栀子、黄芩上清肝胆实火，下清下焦湿热；柴胡、薏苡仁、苍术、金银花、黄连、大血藤、皂角刺、冬瓜清热利湿解毒；生地黄、当归、生黄芪补气和血养肝以扶正；甘草调和诸药。虽为顽证，只要理法方药丝丝入扣，则可获痊愈。[孟增泰. 龙胆泻肝汤临床应用 4 则. 河北中医，2012，（9）：1342-1343]

（三）前列腺炎

白某，男，26 岁。2009 年 10 月 5 口就诊。尿频、尿急、尿烧灼、尿等待 6 个月，伴烦躁，睡眠欠佳，早泄，舌红、苔黄腻，脉弦数。前列腺液常规示：卵磷脂球小体（++），白细胞偶见。此属肝经湿热下注。治宜清利肝胆湿热。处方：龙胆草 15g，黄芩 15g，栀子 15g，泽泻 15g，车前子 15g，当归 15g，术通 10g，生地黄 12g，柴胡 10g，虎杖 15g，甘草 3g。服药 5 剂后，诸症明显好转。再服 5 剂后，尿频、尿急、尿烧灼消退，偶有尿等待，舌质转暗红、苔薄，改为清热除湿、活血祛瘀方继续调理，月余而愈。

按 前列腺炎病人表现尿频、尿急、尿烧灼感，伴烦躁，口苦，舌红、苔黄腻者，证属肝经湿热下注，用龙胆泻肝汤化裁每获良效。临床上笔者常于抗生素基础上辨证配合中药如龙胆泻肝汤等，每可事半功倍。[张玉环，韩书玲. 龙胆泻肝汤临床应用举隅. 中国中医急症，2011，（6）：934，943]

（四）甲状腺机能亢进

龚某，女，54 岁。因甲亢合并肺炎收住医院。入院时，体温 39℃，伴有咳嗽，胸痛，痰中带血丝。胸片诊断为右下肺炎。病人有甲亢史十几年，长期服用他巴唑、甲状腺素片治疗，病情反复不愈。入院时消瘦，突眼明显，平时伴有烘热、心悸、失眠、手抖等症。入院后用抗生素治疗，继续使用他巴唑、甲状腺素片。治疗后肺炎痊愈，但甲亢症状不减，头痛剧烈，失眠、心悸严重，甲状腺肿大，突眼明显，伴有手抖，烦躁易怒，大便干燥，甲状腺处可听到明显的沙沙样杂音，苔薄黄、质红少津，脉弦细。证属肝火上炎，阴液内伤。予龙胆泻肝汤加减治疗。处方：龙胆草10g，黑栀子10g，生地黄15g，炒黄芩12g，青葙子12g，玄参12g，柴胡10g，黄药子10g，凉膈散12g。病人经上方加减治疗1个月，诸恙若失，甲状腺缩小，突眼明显改善而出院。[罗春光．龙胆泻肝汤活用．上海中医药杂志，1992，（11）：35-36]

（五）暴聋（突发性耳聋）

王某，女，50岁。1周前突然左耳失聪，左耳听力消失，右耳伴有低调耳鸣，而住某院五官科因治疗无效而请中医会诊。见症：面色赤，头晕，失眠，伴大便干结，苔薄黄，脉弦。辨证肝胆火升。拟龙胆泻肝汤加减治疗。处方：龙胆草10g，炒黄芩12g，当归12g，黑栀子10g，生地黄12g，柴胡10g，泽泻12g，木通10g，石菖蒲10g，虎耳草15g，生甘草6g，当归龙荟丸10g。上方连进14剂，病人听力完全恢复正常，耳鸣亦除。[罗春光．龙胆泻肝汤活用．上海中医药杂志，1992，（11）：35-36]

（六）带状疱疹

刘某，女，42岁。2003年5月8日就诊。述3天前自觉左胁下隐约作痛，次日晨起即发现患处有红色小疱，且疼痛加重，乃至就诊。诊时左胁下可见3处集簇状红色斑丘疹，部分已呈绿豆大小水疱，累累如串珠，自觉灼热刺痛难忍，口苦咽干，纳差，烦躁易怒，苔黄腻，脉弦数。诊为带状疱疹。即给予加味龙胆泻肝汤，水煎服，每日1剂，每日2次；并以青黛散麻油调和局部外用，每日1～2次。经治疗3天后疼痛明显减轻，水疱减少，7天后痊愈。[王银花．加味龙胆泻肝汤治疗带状疱疹150例．中国中医急症，2005，（3）：197]

（七）鼻渊

某某，女，41岁，农民。病人述双侧面颊部胀痛，流黄脓涕、腥臭，口苦咽干，耳痒，耳鸣，小便黄。曾在当地诊所诊治（具体药物及剂量不详），效果不满意，遂来就诊。检查见：舌质红、苔黄厚腻，脉弦数。影像学检查提示：双上颌窦炎。诊断：鼻渊，肝胆湿热型。治则：清泻肝胆，祛湿排脓。方药龙胆泻肝汤加减：栀子、柴胡各 10g，生地黄、车前子、泽泻、当归、黄芩、龙胆草、木通各 9g，金银花 15g，甘草 6g。每日 1 剂，早、中、晚分 3 次煎服。连服 15 剂，诸症转愈，随访半年无复发。

按 足厥阴肝经沿喉咙后，向上进入鼻咽。肝胆湿热，循经上蒸，故两侧面颊部胀痛；湿热熏蒸，故流浊涕，腥臭难闻；湿热上扰，故口苦咽干，耳痒，耳鸣；湿热下注则小便黄赤。故治以清泻肝胆，祛湿排脓。[李涛，田理，邓婧，等．龙胆泻肝汤加减治疗鼻渊的体会．中国中西医结合耳鼻咽喉科杂志，2008，（2）：122；139]

（八）经前痤疮

迟某，女，29 岁。2000 年 3 月 5 日初诊。病人 6 个月前因工作紧张，睡眠差，月经前 3～4 天面颊两侧开始出现淡红色粉刺，月经提前，量多，色鲜红，痤疮反复发作呈周期性。曾在外院皮肤科治疗，予以甲硝唑口服，局部外用痤疮王、美容面膜治疗，病情无缓解。诊见：面颊两侧新出淡红色粉刺及暗紫色痤疮，烦躁，口干苦，便秘，舌红、苔黄腻，脉弦。予以龙胆泻肝汤加减。处方：龙胆草 15g，薏苡仁、白鲜皮各 30g，车前子 20g，木通 6g，大黄（后下）9g，生甘草 5g。嘱经前 1 周开始服 5 剂，控制动物性脂肪及糖类摄入过多，忌食辛辣饮食。服 3 个月经周期后，未再见新发痤疮，月经周期、经量正常，临床治愈。[姜永珊．龙胆泻肝汤加减治疗经前期痤疮 84 例．新中医，2003，（9）：55-56]

（九）偏头痛

胡某，女，43 岁，农民，门诊病人。2011 年 7 月 12 日初诊。主因"头痛间断性发作 3 年余，加重 2 个月"来诊。病人 3 年来每因劳逸失宜、情志不畅或外邪侵袭而诱发头痛，为左颞侧轻、中度胀痛，胃脘及胁肋部胀满不舒，畏光流泪，视物模糊，心烦不寐。近 2 个月因与家庭琐事诱发加重，其痛较剧，口干咽苦，频频恶心，时有呕吐，苔薄黄稍腻，脉滑数。曾在外院诊为"偏头痛"，予以氟桂利嗪胶囊、布洛芬片等口服，症状未见明显好转。中医诊断：头痛病，肝气不舒、化火上扰之证。治以清肝泻火，疏利气机。方选龙胆泻肝汤加减：龙胆草9g，柴胡9g，生地黄9g，黄芩6g，栀子6g，泽泻10g，通草6g，当归9g，香附10g，川芎10g，蔓荆子6g，何首乌藤20g，甘草6g。服上药4剂，头痛等症状逐渐减轻，原方继服5剂，诸症皆消。随访3个月未见复发。

按 偏头痛隶属于中医学"头痛""头风"范畴。本例病人此次因情志刺激，致使肝失疏泄，气机郁滞，"气有余便是火"，故治以清泻肝火，疏利气机，并佐以清利头目及养心安神，配伍精巧，切中病机，诸症可除。[杨京花，赵见文，王志勇，等．龙胆泻肝汤脑病科临床应用举隅．光明中医，2014，(4)：816]

(十) 三叉神经痛

常某，男，68岁，退体工人，住院病人。2011年9月10日始住院治疗。主因"右侧面颊部阵发性疼痛1年余"住院治疗。自诉1年来每遇天气寒热突变或进食热饭时即有右侧面颊部疼痛，痛连右目及上齿，痛势剧烈，时发时止，发作时影响饮食及睡眠，有时伴有同侧面肌不自主抽搐。查体未见明显神经系统定位体征。既往无特殊病史，影像学检查未见明显异常。入院诊断为三叉神经痛。中医主症见：面颊部灼烧样疼痛，性情易怒，口干口苦，渴喜多饮，不欲睁眼，纳谷无味，大便干，小便黄，舌红、苔黄腻，脉弦。辨证：面痛，肝火上炎证。予以龙胆泻肝汤原方。每日1剂，配合使用改善循环、镇痛等西药治疗。5天后病人症状逐渐缓解，停用镇痛药，中药汤剂继服5剂，病情无反复，好转出院。

按 三叉神经痛其病位在头面，头为诸阳之会，清阳之府，面为阳明所主，全身脏腑之精气皆上注于头面。该病人性情易怒，乃肝阳素盛之体。口干口苦，渴喜多饮，不欲睁眼，纳谷无味，大便干，乃一派肝火炽盛之象；肝火炽盛上攻于清窍，扰于颜面经络，发为疼痛。龙胆泻肝汤清泻上亢之肝火，直中病机，故收良效。[杨京花，赵见文，王志勇，等．龙胆泻肝汤脑病科临床应用举隅．光明中医，2014，(4)：816]

(十一) 急性盆腔炎

楼某，女，33岁，已婚，孕4产1。人工流产术后5天伴腹痛就诊。5天前曾在外院行人工流产术。术后2天突感发热，体温38.8℃，伴腹痛。经抗炎治疗2天后仍发热，腹痛甚，拒按，白带多呈黄红色，有臭味，心烦口苦，小便少，大便干，纳差，乏力，舌红、苔黄腻，脉弦滑，体温37.8℃。妇检：外阴已产型；阴道充血，中量血性白带；宫颈轻度糜烂，宫口微开，宫颈摇举痛 (+)；子宫后位稍增大，压痛 (++)；双侧输卵管增厚，压痛 (++)。查血常规：WBC13.5×10^9/L。白带常规：清洁度Ⅲ度，BV (+)。B超示：子宫内膜粗糙，宫腔内少量积液，盆腔积液。证属湿热蕴结，不通则痛。治以清利湿热，行气止痛。方用龙胆泻肝汤化裁：龙胆草、泽泻、柴胡各10g，车前子、黄芩、生地黄、焦栀子、当归、川楝子各12g，甘草6g，益母草30g，丹参、败酱草、忍冬藤、马齿苋各20g。每日1剂，水煎分服。3剂后身热减退，腹痛大减，白带减少呈黄色。效不更方，守上方再进5剂，体温正常，轻微腹痛，白带呈淡黄色，上方去龙胆草，加黄芪30g，丹参15g。又服5剂后诸症痊愈，复查血常规、白带正常；B超示子宫、附件正常，盆腔少量积液。予逍遥丸合桃红四物汤加味以善其后。

按 本案归属中医学"腹痛"范畴。病人人工流产术后，正气不足，胞脉空虚，加之心情不畅，肝气郁结，横逆犯脾，脾不化湿，湿浊内蕴，蕴久化热，湿热之邪与气血搏结于少腹。而少腹乃足厥阴肝经循行之处，气机不畅，气血凝滞，不通则痛，故腹痛；热邪内蕴则发热；肝火循经上行，热灼津伤，故口干苦；热扰心神故心烦；湿热下注，故白带多且黄有臭味。方中龙胆泻肝汤泻肝火，清湿热；败酱草、红藤清热解毒，活血祛瘀；川楝子行气止痛。全方共奏清泻湿热，行气止痛，祛瘀生新之功。[胡红．龙胆泻肝汤在妇科急症中的应用．中国中医急症，2012，(3)：505-506]

(十二) 急性乳腺炎

吴某，女，25岁，哺乳期。产后2个月伴乳房胀痛3天。病人平素性情急躁，1周前与家人闹矛盾后，乳房胀痛，乳汁减少。近3天乳房胀满而痛，乳汁点滴未出，发热头痛，心烦便结，体温38.5℃。诊时触及双侧乳房质硬，可扪及多个硬块，触痛明显，久扪灼手，挤压后少量乳汁流出，局部轻微红肿。查血常规：WBC 12.8×10^9/L。证属肝胆郁热，疏泄失常。治以清泄肝火，通经下乳。方用龙胆泻肝汤化裁：龙胆草、泽泻、黄芩、柴胡、焦栀子各10g，车前子、生地黄、当归各12g，甘草、通草、穿山甲各6g，皂角刺、天花粉各15g，蒲公英30g。每日1剂，水煎分服。5剂后体温37.6℃，乳房胀痛好转，乳汁已通，但量少，头痛减轻，大便通畅。守上方去皂角刺加丝瓜络、漏芦各12g。再服5剂后体温正常，乳房胀痛消失，哺乳正常，时有心烦，口干苦。后用丹栀逍遥散调理半个月，诸症悉除。随访2个月未复发。

按 本案归属中医学"乳痈初期"范畴。乳房为肝经所布，肝主疏泄，性喜条达，产后性情怫郁，肝气不舒，气机壅滞，郁久化热，循肝经扰乳，致疏泄失常，乳汁淤积，不通则痛。"热盛则纵，湿盛则肿"，故发热，乳房肿胀疼痛；热扰心窍则心烦；循经上扰则头痛；热灼津伤则便结；舌质红、苔薄黄，脉弦数乃肝经郁热之象。方中龙胆泻肝汤清泻肝胆郁热；加穿山甲、皂角刺清热消肿排脓，引火下行；通草通络下乳；蒲公英、天花粉助黄芩清热，消肿散结之功。[胡红．龙胆泻肝汤在妇科急症中的应用．中国中医急症，2012，(3)：505-506]

(十三) 荨麻疹

某某，女，36岁。初诊日期：1995年3月6日。主诉：全身皮肤瘙痒起风团十余年。现病史：10年前因饮酒后出现皮肤瘙痒，周身红斑风团反复发作，时起时落，夜间症状尤甚，曾多方求医，内服过多种抗组胺药物及糖皮质激素，均无明显效果。现皮肤瘙痒剧烈，搔抓后即起红斑或风团，皮疹持续较长时间才自行消退，伴口苦，咽干，烦躁易怒，月经不调，大便干。检查病人体质健壮，四肢腹部有数片铜钱大小的风团、红斑及散在分布的抓痕、血痂，皮肤划痕征阳性。舌质红、苔薄黄腻，脉流滑。西医诊断：慢性荨麻疹（顽固性荨麻疹）；中医诊断：瘾疹。证属肝经湿热内蕴，湿热与风邪搏发于皮肤。治则：清热利湿，疏肝祛风止痒。方药：龙胆草 10g，黄芩 10g，炒栀子 10g，柴胡 10g，车前子 15g，黄连 10g，泽泻 15g，桑白皮 15g，地骨皮 15g，牡丹皮 15g，冬瓜皮 15g，白鲜皮 30g，防风 10g，浮萍 10g。

二诊：服上方 7 剂后，皮肤瘙痒减轻，皮疹发作次数减少，持续时间缩短，口苦、咽干、烦躁、易怒好转，大便正常。前方去浮萍，加乌梢蛇 10g。再服 7 剂后，症状明显减轻，自觉精神明显好转。又服 14 剂后症状全消，临床治愈。[唐的木．龙胆泻肝汤在皮肤性病科中的应用．中医药临床杂志，2013，(8)：725-727]

（十四）脂溢性皮炎（白屑风）

某某，女，35 岁。初诊日期：1996 年 6 月 15 日。主诉：头皮瘙痒多屑十余年。现病史：病人 10 年来头皮瘙痒，头皮屑较多，鼻唇沟、耳后、腋下等处时起红斑，瘙痒，未认真诊治。近年来头皮瘙痒加剧，几乎每天需要洗头，否则瘙痒难忍，面部耳后腋下亦瘙痒较剧。自觉心烦口渴，口苦咽干，小便色赤，大便秘结。检查：头皮、耳后、腋下潮红，皮肤表面偶有较多细微脱屑，部分伴有渗液，而面部毛孔扩大，表面油腻，舌质红、苔黄腻，脉滑腻。西医诊断：脂溢性皮炎；中医诊断：白屑风。证属湿热内蕴，兼感风邪。治则：清热除湿，散风止痒。方药：龙胆草 10g，黄芩 10g，生地黄 30g，栀子 10g，车前子 15g，泽泻 15g，薏苡仁 30g，苦参 15g，白鲜皮 30g，熟大黄 10g，连翘 15g，防风 10g。外用炉甘石洗剂。

二诊：上方服 14 剂后，头皮、面、耳、腋下皮疹瘙痒减轻，红斑变浅，脱屑减少，二便调。前方减熟大黄、连翘；加当归 10g，地肤子 15g。

三诊：服上方 14 剂后，红斑全面消退，痒止，其自觉症状消失，临床治愈。[唐的木．龙胆泻肝汤在皮肤性病科中的应用．中医药临床杂志，2013，

（8）：725-727]

（十五）分泌性中耳炎

解某，男，68岁，退休干部。2008年8月就诊。自述不明原因的反复左耳闭塞，犹物填塞，耳聋如蒙，伴耳鸣，头晕头胀，烦躁1个月。另诉发病1周后到某医院就诊，诊断为分泌性中耳炎，行左耳鼓膜穿刺抽液，并注入泼尼松0.5mg；同时辅以泼尼松片30mg，顿服；头孢拉定胶囊0.5g，每日3次；麻黄素滴鼻。抽液注射药物后有所好转，但不久即复发，4次抽液后仍不能控制，遂来我院就诊。查：左耳鼓膜内陷，鼻咽部、耳咽管干净，电测听气导低频下降，骨导正常，声阻抗为B型波。舌红、苔黄腻，脉弦略数。辨证为肝胆湿热型。治宜清利湿热，佐以通窍。选用龙胆泻肝汤加九节菖蒲12g，磁石（先煎）15g，苍耳子6g。3剂后耳闭塞及耳鸣开始减轻；又服4剂，不适症状明显减轻，自觉听力恢复正常，上方减去磁石、苍耳子，减少龙胆草、木通、黄芩之量。又服5剂，诸症消失，电测听、声阻抗正常。随访1年未见复发。[王皓，于向阳，郭琳，等.龙胆泻肝汤治疗分泌性中耳炎肝胆湿热型60例.河南中医，2011，（1）：79-80]

（十六）酒精性肝病

某某，男，49岁，嗜酒20余年，每日250ml。近日来出现胁痛，伴乏力，腹胀。自服多潘立酮片等药治疗，效差，为求系统诊疗来诊。查体：生命体征正常；皮肤黏膜无黄染、出血点及蜘蛛痣；浅表淋巴结无肿大；心肺检查无明显异常；腹部检查肝脾无明显肿大，上腹部触诊不适感明显，无腹壁静脉曲张；双下肢无水肿；舌质红、苔黄腻，脉弦滑。肝功能中度增高。腹部彩超提示脂肪肝。乙肝六项、丙肝抗体均正常。诊断为酒精性肝病。中医属于湿热型胁痛。予龙胆泻肝汤化裁：龙胆草20g，栀子10g，黄芩10g，泽泻30g，车前子30g，木通10g，生地黄10g，当归20g，柴胡25g，甘草5g，厚朴10g，木香10g，砂仁10g。口服5剂后诸症明显好转，继续服用10剂后症状完全消除，肝功能正常。随访 1 个月，症状、肝功能无异常。[高新建，王云，汤沙，等. 龙胆泻肝汤治疗酒精性肝病 40 例. 中国医药科学，2013，(16)：88-89]

【临证提要】

本方是治疗肝胆经实火上炎或湿热循经下注病证的代表方。凡见有肝胆实火上炎或肝胆湿热下注的一个症状即可，不必全部具备，同时兼有口苦尿赤，舌红苔黄，脉弦数有力者即可用本方加减治疗。

本方加减法：若肝胆实火较盛，可加黄连、夏枯草、木贼以助泄火之力；湿盛热轻，去黄芩、生地黄，加薏苡仁、赤茯苓以增利湿之功；阴囊红肿热痛者，加川楝子、连翘、大黄以泻火解毒；湿热带下黄臭者，加黄柏、苍术、薏苡仁、牛膝以助清利湿热除带之力。

但本方苦寒，易伤脾胃，因此对脾胃虚寒者不宜使用。又因本方清热燥湿也易伤阴，故阴虚而肝阳上亢者亦不宜使用。本方所用木通，因含有马兜铃碱，近年有肾毒性的报道，应该慎用，在临床上可以不用或用其他清热药取代木通。

～◇ 羚角钩藤汤 ◇～

【来源】《三订通俗伤寒论·六经方药·清凉剂》。

【组成】 羚角片一钱半（先煎） 霜桑叶二钱 京川贝四钱（去心） 鲜生地五钱 双钩藤三钱（后入） 滁菊花三钱 茯神木三钱 生白芍三钱 生甘草八分 淡竹茹五钱（鲜刮，与羚角先煎代水）

【用法】 水煎服。

【功效】 凉肝息风。

【主治】 肝热生风证。

【方解】以羚、藤、桑、菊息风定痉为君。臣以川贝母善治风痉；茯神木专平肝风。但火旺生风，风助火势，易劫伤血液，故佐以芍、甘、鲜地酸甘化阴，滋血液以缓肝急。使以竹茹之意，是以竹之脉络以通人身之脉络耳。

【临床应用】

（一）特发性震颤

唐某，女，65岁。因双上肢震颤就诊于省某医院，诊断为特发性震颤，服用普奈洛尔效果不佳，而就诊于中医。就诊时症见：头摇肢颤，面色少华，怠倦乏力，心悸气短，爪甲暗红，纳可，夜寐差，每晚睡5小时左右，大小便正常，舌暗、苔薄白，脉细。病人双上肢及头部震颤，故辨病为颤证。结合病人次症面色少华，怠倦乏力，心悸气短，爪甲暗红及舌、脉象，辨证为气血亏虚，脉络瘀阻证。治以益气养血为主，兼以活血通络，柔肝息风。方以八珍汤合羚角钩藤汤为基础方加减。处方：生黄芪20g，当归尾15g，赤芍15g，生白芍20g，川牛膝15g，天麻15g，钩藤（后下）15g，蒺藜20g，鸡血藤30g，酸枣仁30g，甘草5g。水煎服，每天1剂。治疗半个月后病人肢体震颤明显好转，睡眠改善，唯有轻度神疲，活动后汗出，效不更方，在上方基础上加用人参10g。治疗半个月后病人诸症控制，半年随访未见复发。[谭军，乔寅飞，张辉，等.卜献春治疗特发性震颤经验.湖南中医杂志，2014，（1）：22-24]

（二）小儿舞蹈症

周某某，男，6岁，吉安市人。1974年10月4日就诊。其母代诉：腰腹部肌肉跳动，手足抽搐和跳打间续1个月余。1974年7月29日被自行车撞伤，救治脱险。8月22日服西药颠茄酊少许，片刻出现皮肤发红，面部尤为明显，继而腰腹部肌肉跳动，手足抽搐，上下肢交替发生伸屈、扭转、躯干蜷曲，眨眼，吐舌，言语不清，咀嚼吞咽困难。每日发作4~5次，每次发作均在入睡初或似睡非睡之时。呵欠频频和颜面表情举凡皱额为之先兆。近日来临睡之前必发作一次，伴手足冷、头晕、声嘶低微。南昌某医院诊断为中毒性小儿舞蹈症。经多方治疗均未显效（曾服羚角钩藤汤之类方药十余剂）。脉象细弦，舌红苔少。断为肝风内动。以羚角钩藤汤合止痉散化裁以平肝息风，定痉化痰。药用：羚羊角 5g，双钩藤 30g，生龙牡各 30g，全蝎 5g，蜈蚣 3 条，浙贝母 10g，竹茹 10g，生地黄 16g，地龙 16g，茯神 16g，甘草 16g。水煎，每日 1 剂，分多次服用。

复诊：服 2 剂后，发作次数减少，且能安睡，效不更方，再进 3 剂。四肢抽搐，腰腹肌肉跳动基本解除，惟表情偶显痴呆，语言不清，乃痰阻心窍之故。上方去羚羊角加石菖蒲、远志各 10g，以开窍祛痰。服十余剂以善后。随访 8 年，未见复发。

按 本例之所以稳善建功，贵在大剂量用药，其用药量大大地超过了儿科用药规定范围，可见单纯强调小剂量用药的建树，试图从大剂量用药中解放出来，则颇有偏见。须知轻舟能速行，重舟亦能破浪。[郭志远.大剂量羚角钩藤汤加味治愈中毒性小儿舞蹈症.江西中医药，1984，（4）：45]

（三）病毒性脑炎

张某某，男，27 岁，农民，1982 年 5 月 16 日入院，家属代述。主诉：四肢无力，沉默寡言 10 天，神志不清 2 天。现病史：病人于 4 月下旬因劳累及情绪不畅，继之感头痛，无力，但不发热，未受外伤，尚能够坚持工作。5 月 7 日出现频繁呃逆，头痛加重，伴有烦躁，难以入睡，2 天后精神极度疲乏，手无握杯之力，呵欠不断，出现嗜睡不语，反应迟钝。进食时，由他人喂给，曾在当地医院每天肌内注射安乃近 1 支。至 5 月 12 日，吞咽困难，表情较痴呆，当时送入当地医院急诊。2 小时后逐渐失语，低热自汗，四肢时有痉挛屈曲，小便亦失禁。5 月 15 日，神志不清，大小便失禁，拟诊"痉病"给予对症治疗，但未见好转。于 5 月 16 日晚转我院急诊。

既往史：曾患伤寒（1978 年 6 月），已治愈。入院检查：T38.7℃，BP 108/64mmHg。发育营养中等，神志不清，汗较多。全身皮肤未见伤痕、溃疡及出血点。浅表淋巴结未触及。巩膜无黄染，双侧瞳孔等大，角膜反射存在，外耳道、鼻腔无脓性分泌物。牙关紧闭，喉中痰鸣，项强。心律齐，无杂音。两肺呼吸音较粗。肝肋下可触及，质软，边缘光滑，脾未触及。双上肢肌张力增强痉挛屈曲约30°，左手不时震颤；左下肢肌张力高，右侧正常；左股二头肌反射较右侧弱。腹壁反射及提睾反射消失。双侧膝反射存在，双侧克氏征（+），双侧巴氏征（+）。化验检查：白细胞 11.6×10^9/L，中性粒细胞0.83，淋巴细胞0.12，单核细胞0.01。两次脑脊液常规检查及糖、蛋白、氯化物定量基本正常。血沉、抗"O"、血糖、非蛋白氮、电解质、二氧化碳结合力、肝功能等均正常。摄胸片示：肺纹增粗。西医诊断：病毒性脑炎合并肺部感染。入院后经激素、能量合剂、抗感染等治疗9天，神志仍未清醒，不大便已10天，小便自遗，量少色黄，双下肢强直，双侧膝反射亢进，症状无改善。因单纯西药治疗不佳，5月23日改为中药治疗。暂停激素，症状、体征同前，诊脉弦滑，舌质绛红、苔黄厚而糙。

《素问·至真要大论》谓："诸暴强直，皆属于风""诸禁鼓栗，如丧神守，皆属于火"。病人郁闷不舒，郁久化火，火极生风，挟痰上升，其脉症属一派风火痰热之象，故治宜平肝息风，豁痰开窍，泻火通腑。仿羚角钩藤汤化裁：羚羊角3g（磨冲服），钩藤60g（后下），菊花、胆南星各12g，石菖蒲、郁金各12g，白芍30g，石斛15g，黄连6g，生大黄15g（后下）。每日1剂，分3次服。

经鼻饲喂药2剂后，呼之能答应，能够伸右手接物，但定向不准，四肢拘急有所减轻，大便日行4～5次，先为黑色干便，后为褐色稀糊便。守上方加丹参12g，浙贝母6g，磁石30g。再服3剂后，能进少许流质，舌苔由燥转润，但出现频发呃逆。拔去胃管，续服上方。

6月3日（共进药11剂）：神志转清，能正确回答一些问题，但吐词欠清，呃逆减轻，体温正常。唯情绪激动时有四肢震颤，近事记忆完全消失。仍守上方加桃仁10g，红花3g，龟甲30g，黄菊花6g，再进3剂。此后，舌质转为正常，苔由黄转白，脉弦细，守上方加牡丹皮10g。

6月20日：病情明显好转，吐词亦清楚，并且自己可翻身，左上肢屈曲，能伸90°，近事记忆有所恢复。至6月底能自觉便意，双下肢能正常活动，站立呈后倾体位，坐不稳。

7月23日：上方去羚羊角、牡丹皮，再服1周。此后可逐步扶车行走，左肘关节能伸120°。

7月23日：小便能控制，能够坐稳，站立，随意行走。当天的事情能记清楚，左上肢能伸140°，舌质淡、苔薄白，脉细缓，饮食睡眠、二便尚可。续服上药，略减剂量。

8月4日：病人自觉牙齿松动，嚼食无力，虑为肾阴不足所致，以知柏地黄汤加减。服药2周后，觉牙齿松动明显好转。查体：颈软，心肺肝脾均正常，生理反射存在，病理反射未引出。复查血常规、非蛋白氮、电解质等皆正常，于8月20日出院。

按 分为三个治疗阶段。第一阶段的治疗原则是平肝息风，豁痰开窍，泻火通腑为主，以羚角钩藤汤化裁。方中羚羊角、钩藤、菊花平肝清热，息风镇痉为主药，剂量亦较大；胆南星、石菖蒲、浙贝母、郁金豁痰开窍，通络泄热有助于醒脑；石斛、白芍养阴增液，缓肝舒筋；生大黄、黄连能泻火通腑解毒。第二阶段神志清楚，据"久病必瘀"之理，在原方基础上加桃仁、红花、丹参、牡丹皮以活血化瘀，减轻炎症反应。活血化瘀与清热解毒药同用，既可改善血液循环，又加快炎症产物的清除及毒素的排泄，促进炎症吸收。中枢神经系统炎症引起脑缺氧时，常伴有脑血液循环障碍，故活血化瘀药能改善脑血循环和血氧供应，增强机体对缺氧的耐受性，有促进苏醒作用。龟甲、磁石镇静宁神，养阴生津，清心除烦。诸药剂量，随症加减。第三阶段，病人食欲、二便、睡眠均好，活动自如，但感牙齿松动，嚼食无力。盖齿为骨之余，属于肾。当为肾阴不足之证，故以知柏地黄汤化裁，滋阴泻火以善其后。[黄朝阳.羚角钩藤汤化裁治疗病毒性脑炎1例.南京中医学院学报，1992，（2）：124-125]

（四）老年头面带状疱疹

张某，男，78岁。1995年10月4日初诊。病人一侧头面部疱疹剧烈疼痛

7天，日夜呼叫，不能入睡，烦躁易怒，口苦咽干，舌红、苔黄腻，脉弦数。1年前中风偏瘫。检查：神志清楚，语言含糊，血压157/105mmHg，心率80次/分，心律齐。皮肤检查：头面部正中线健侧见绿豆大疱疹簇集额部，向上延伸至头皮，向下累及上眼睑，眼睛不能睁开，疱疹周围红晕。证系素体肝阳偏亢，肝风内盛，外受邪毒诱发。拟以凉肝息风，化痰清浊为治。方用羚角钩藤汤化裁。处方：桑叶10g，钩藤（后下）10g，生地黄10g，石决明（先煎）20g，茯神10g，白芍10g，淡竹茹15g，天麻10g，柴胡10g，延胡索10g。煎汤2次，分早、晚饮服。每次合服羚羊角粉0.3g。服药3剂，疼痛大减，夜能安寐。继续服药4剂，疱疹结痂，疼痛消失。［俞姗．羚角钩藤汤化裁治疗老年头面带状疱疹50例．江苏中医，1998，（5）：32］

（五）脑出血急性期

何某，男，56岁，农民。2003年5月16日入院。头痛如裂，眩晕欲倒，急来我院诊治。经头颅CT检查，左侧基底节区有一4cm×3cm大小密度增高阴影，提示脑出血。遂收入我科。入院症见：浅昏迷，面色潮红，气粗鼻鼾，右侧瞳孔散大约4mm，右侧鼻唇沟变浅，口舌向左侧，小便失禁，大便未行，BP 220/120mmHg，右侧肢体瘫痪，肌力0级，双侧巴氏征（+），舌质红、苔黄燥，脉沉缓有力。西医诊断为脑出血；中医辨证为中风病，中脏腑，阳闭证。此乃肝阳暴张，阳升风动，气血上逆，挟痰火上蒙清窍所致。治宜清肝息风通腑，辛凉开窍。先以安宫牛黄丸1丸，灌服，配合西药对症处理。急投羚角钩藤汤。处方：羚羊角粉2g（冲），生白芍24g，钩藤30g，生大黄30g（后下），全蝎10g，天麻10g，地龙30g，全瓜蒌15g，川贝母10g，三七10g（冲），生地黄24g，鲜竹沥60ml（兑），甘草3g。水煎鼻饲，每日1剂，每6小时1次。入院第3天，泻下干结大便数十枚，腑气通，病人神志渐清，时而鼾睡，呼之能醒，BP 150/90mmHg，双侧瞳孔等大等圆，又进3副，神志清醒，右侧患肢肌力Ⅱ级，语言不能连续。2个疗程后，神志清醒，言语较流畅，右侧肢体肌力Ⅳ级，巴氏征（±）。随症加减，治疗4个疗程，病人肌力恢复至Ⅴ级，生活基本自理，语言流畅，出院调治。1年后随访，已能参加一

般劳动。[梅运伟. 羚角钩藤汤化裁治疗脑出血急性期 24 例. 河南中医学院学报，2004，（3）：27]

（六）偏头痛

某某，女，52 岁。1997 年 9 月 24 日初诊。左侧偏头痛近来频繁发作 2 周，剧痛如裂，恒以手按，痛得稍减，自觉头重足轻、行走不稳。病人偏头痛史已达 10 年，有家族史，每逢季节更替尤易发作。曾经外院脑 CT 检查无器质性病变，选用西药疗效不佳。刻诊：烦躁，胸闷，纳呆，夜不安寐，视物模糊。检查：血压 130/80mmHg，苔薄白腻、舌有瘀点，脉弦滑。证属肝风挟痰，上扰清窍，经络瘀滞。遂予羚角钩藤汤加减：山羊角 18g，钩藤 15g（后下），菊花 9g，细辛 4.5g，全蝎、蜈蚣各 1.5g（研粉吞服），川贝母 3g（研粉吞服），天麻 9g，姜半夏 9g，延胡索 12g，茯苓 12g，生甘草 4.5g。服药 2 周，偏头痛明显减轻，纳香寐安，神志清爽。

二诊：血压 128/75mmHg，脉细而滑，苔薄白，上方加胆南星 9g，生白芍 12g。继服 2 周，头痛消除，其他症状亦明显好转，随访 1 年未复发。[王克俭. 羚角钩藤汤治疗偏头痛 30 例. 山东中医杂志，2002，（5）：284-285]

【临证提要】

本方主治热邪传入厥阴，肝经热盛，热极动风之证，故用本方以清热凉肝息风为主，配合增液舒筋。证中因邪热炽盛，故高热不退；热扰心神，则烦闷躁扰，甚则神昏；由于热灼阴伤，热极动风，风火相煽，以致手足抽搐，发为痉厥。所以临床以高热烦躁，手足抽搐，舌绛而干，脉弦数为辨证要点。

～ 连梅安蛔丸 ～

【来源】《三订通俗伤寒论·六经方药·清凉剂》。

【组成】 胡连一钱 炒川椒十粒 白雷丸三钱 乌梅肉两朵 生川柏八分 尖槟榔两枚（磨汁冲）

【用法】 水煎服。

【功效】 清肝安蛔。

【主治】 肝火犯胃之蛔厥。

【方解】 以连、柏、椒、梅之苦辛酸法，泻肝救胃为君。佐以雷丸、槟榔专治蛔厥，使蛔静伏而不敢蠕动，而使蛔从大便泻出。此为清肝安蛔，止痛定厥之良方。

【临床应用】

（一）鞭毛虫病

谢某某，女，44岁，本厂职工。间歇性腹泻已有半年多，近来明显消瘦、乏力，腹泻、腹痛加重。1984年1月6日在无锡市某人民医院作纤维肠镜检查，诊断为升结肠鞭毛虫病。同年2月14日，因头晕、乏力，纳差，腹痛、腹泻，日解三四次，前来中医门诊。诊见：面色萎黄，消瘦，精神欠佳。下腹正中压痛明显，肠鸣音亢进。苔白腻、舌尖红，脉细弦。证系湿蒸热郁，脾虚虫积。治当清热燥湿，行气止痛，益气杀虫。处方：川黄连3g，川楝子10g，乌梅12g，雷丸10g，槟榔20g，花椒5g，炙百部10g，白芍6g，党参12g，炙甘草5g，芒硝6g（冲）。服上药1剂后腹泻日解五六次，腹痛减轻。2剂后腹泻腹痛均止，胃纳已香，大便镜检阴性。随访1年未见复发。

按 鞭毛虫病为现代医学病名，中医学虽无类似病名，但在"泄泻"门有所记载。笔者运用《通俗伤寒论》连梅安蛔汤加减治疗，用川黄连、川楝子清热燥湿，行气止痛；合乌梅、雷丸、槟郎、花椒、百部以杀虫。张景岳说："虫能为患者终是脏气之弱，行化之迟……。"故配以党参、甘草益中气，合芍药以养血，补脏气之弱；白芍、甘草又可缓解腹痛；尤以芒硝一味，借其泻下之力，荡涤虫积。[徐云建，陆克宣．连梅安蛔汤加减治疗鞭毛虫病．江苏中医杂志，1986，（8）：14]

（二）胆道蛔虫病

姚某，女，27岁，农民。1996年5月19日就诊。就诊时右上腹阵发性剧痛，手足厥冷，伴呕吐清水，二便正常，疼痛间歇时如常人，舌苔薄白，脉弦紧。初用阿托品等止痛不应，第3天加服乌梅汤1剂，依然如故。第4天给服加减连梅安蛔汤：黄连3g，乌梅15g，花椒6g，黄芩5g，雷丸9g，槟榔6g，炒枳壳6g。1剂即痛止，当夜安睡。次日，再1剂巩固。半年后随访，未再发作。

按 加减连梅安蛔汤是由《通俗伤寒论》连梅安蛔汤改胡连为黄连，改黄柏为黄芩，加炒枳实组成。方中乌梅含大量有机酸，可安蛔，又可促进胆汁的分泌和排泄；黄连、黄芩味苦可制蛔外，又有利胆消炎作用；花椒能去寒杀蛔及止痛；雷丸、槟榔可使虫体麻痹，失掉附着力；枳实具有松弛胆管括约肌，增加肠内容物的推进作用。诸药合用，能解痉止痛，利胆消炎，使蛔虫退出胆管，并经肠道排出体外。[查德华.加减连梅安蛔汤治疗胆道蛔虫病15例.安庆医学，1998，19（2）：18]

（三）蛔虫性支气管炎

某某，男，43岁。反复发作性胸闷、气促、喘鸣2年余。每次症状加重时均给予多种抗生素治疗，但疗效不佳。本次症状主要表现为低热，胸闷，气促，阵发性剧烈咳嗽，后半夜及清晨尤剧。入院时体检：体温37.9℃，双肺散在干鸣音，右肩胛下区有细湿啰音。心脏未查见异常。肝脾未触及。血常规：白细胞总数$9.5×10^9$/L，中性粒细胞0.56，淋巴细胞0.44，血红蛋白124g/L。胸部X线摄片示：双下肺纹理增多、增粗及紊乱，右下肺见小结节状渗出灶。给予左氧氟沙星、阿米卡星、盐酸克林霉素等抗感染，静脉滴注氨茶碱、琥珀酸钠氢化可的松、硫酸镁，沙丁胺醇液氧化雾化，吸入必可酮等，治疗2周后症状反而加重。行纤支镜检查见右肺中叶支气管、双下肺背尖支气管黏膜充血。常规作支气管刷检涂片未查见抗酸杆菌，但查见大量蛔蚴（蛔虫幼虫）。查外周血嗜酸性粒细胞计数$1×10^9$/L，遂用连梅安蛔汤合麻杏石甘汤化裁治疗。3天后体温正常，胸闷、气促及剧烈咳嗽均明显减轻。10

天后症状完全缓解，复查 X 线胸片正常，外周血嗜酸性粒细胞计数 0.14×10^9/L。

［高冰，缪丽，徐光华，等. 连梅安蛔汤合麻杏石甘汤治疗蛔虫性支气管炎 40 例. 四川中医，2007，（3）：67-68］

【临证提要】

本方主治肝胃郁热之蛔虫腹痛证。临床可症见饥不欲食，食则吐蛔，甚则蛔动不安，脘腹疼痛，烦躁，手足厥逆，舌红脉数等。

∽ 桑丹泻白汤 ∾

【来源】《三订通俗伤寒论·六经方药·清凉剂》。

【组成】 霜桑叶三钱　生桑皮四钱　淡竹茹二钱　炙草六分　牡丹皮钱半　地骨皮五钱　川贝母三钱（去心）　生粳米三钱　金橘一枚（切碎）　大蜜枣一枚（对劈）

【用法】 水煎服。

【功效】 清肝保肺。

【主治】 肝火烁金之咳血，咳嗽胸痛。

【方解】 以桑叶、牡丹皮辛凉泻肝为君。臣以桑白皮、地骨皮，泻肺中之伏火；竹茹、川贝母，涤肺中之黏痰。佐以炙草、粳米，温润甘淡，缓肝急以和胃气。使以橘、枣，微辛甘润，畅肺气以养肺液。

【临床应用】

咳嗽

何某某，女，19 岁，农民。1981 年 10 月 15 日初诊。旬日前因家中不和，心中郁悖，嗣后干咳无痰，每于夜间频作有 7～8 阵之多，咳时面赤、恶心，夜难成寐，曾服西药效果不显。夫肝主疏泄，性喜条达，郁怒则火升，刑灼肺金，肺失宣肃，干咳频作。口舌淡红而胖、苔薄黄，脉细弦。治当清肝泻肺。方以桑丹泻白散合黛蛤散加减：桑叶、牡丹皮、黄芩、桔梗、杏仁各 9g，地骨皮 30g，桑白皮、黛蛤散各 15g，枇杷叶 20g，当归 10g，蝉蜕、生甘草各 6g。5 剂。

复诊：药后 3 剂咳嗽大减，夜间能安睡，白天也很少咳嗽，情怀已舒，脉弦也减，稍有胸闷，照方加玫瑰花 6g 以解肝郁。[杜昌华. 桑丹泻白散加减治疗肝火犯肺咳嗽的临床观察. 新中医，1987，(4)：24-25]

【临证提要】

本方适用于肝火灼肺，咳则胁痛，不能转侧，甚则咯血，或痰中夹有血丝、血珠者。

❧ 滋任益阴煎 ❧

【来源】《三订通俗伤寒论·六经方药·清凉剂》。

【组成】 炙龟甲四钱　春砂仁三分（拌捣）　大熟地四钱　猪脊髓一条（洗切）生川柏六分（蜜炙）　白知母二钱（盐水炒）　炙甘草六分　白果十粒（盐炒）

【用法】 水煎服。

【功效】 清肝滋任。

【主治】 遗精，带多，胎漏小产。

【方解】 方中龟甲滋潜肝阳，熟地黄滋养任阴为君。臣以知、柏，直清肝肾，治冲任之源以封髓。佐以脊髓、炙草，填髓和中。使以白果，敛精止带。此为清肝滋任，封固精髓之良方。

【临床应用】

（一）眩晕

张某某，男，58 岁。1973 年患眩晕症，每觉小腹灼热，慢慢循两胁贯脊中冲至头部而昏倒。长期以来，经中、西医治无效，1979 年 4 月 1 日来我门诊求治。现症：心中烦闷，失眠多梦，头痛耳鸣，腰膝酸软，胸胁胀满，四肢困倦，舌红少津，脉细数弦。此证乃阴虚阳亢，髓海不足之故。治宜滋阴潜阳，填精补髓。处方：熟地黄 30g（砂仁 3g 拌捣），白芍 15g，龟甲 30g（炙），黄柏 10g（炙），知母 15g（盐水炒），牡蛎 15g（冲），怀牛膝 15g（盐水炒），炙甘草 5g，猪脊髓 1 条。服 15 剂痊愈，随访到今未复发。[谯达永.滋任益阴煎加味治验二则.重庆中医药杂志，1988，（4）：10]

（二）术后骨痿

万某某，男，45 岁。1978 年 4 月在某医院作甲状腺切除术后，双下肢痿废，经中、西医治疗无效。于 1979 年 5 月 21 日来我院就诊。现症：腰脊酸软，五心烦热，肢软无力，屈伸不得，需扶双拐，夜间微咳，舌红而干，脉细数。证属任阴伤损，肝火偏盛。治宜滋阴清肝，增髓坚骨。处方：龟甲 30g（炙），熟地黄 30g（砂仁 3g 拌捣），枣皮 15g，黄柏 10g（炙），知母 15g（盐水炒），炙甘草 5g，怀牛膝 15g（盐水炒），猪脊髓 1 条。服 2 剂后，扔去双拐，自能步履，后在本方基础上加减进 8 剂全愈。嘱服地黄丸、虎潜丸巩固疗效，追访至今未复发。[谯达永.滋任益阴煎加味治验二则.重庆中医药杂志，1988，（4）：10]

【临证提要】

本方适用于肝阳下逼任脉，男子遗精，妇女带多，以及胎漏小产等证。

下 篇
被忽略的名方

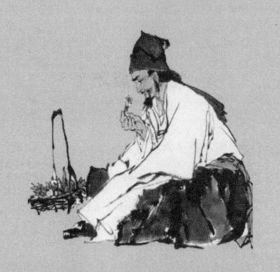

葱豉桔梗汤

【来源】《三订通俗伤寒论·六经方药·发汗剂》。

【组成】鲜葱白三枚至五枚　苦桔梗一钱至钱半　焦栀子二钱至三钱　淡豆豉三钱至五钱　薄荷一钱至钱半　连翘钱半至二钱　生甘草六分至八分　鲜淡竹叶三十片

【用法】水煎煮。

【功效】辛凉发汗。

【主治】风温风热初起。

【方解】方中葱白、豆豉解肌发表，疏风散邪为君。薄荷、桔梗散风清热；连翘、栀子清热解毒为臣。甘草合桔梗以利咽；淡竹叶清心除烦，共为佐使。

【临证提要】本方对于风温风热初起，风火初起者亦可适当加减应用。

九味仓廪汤

【来源】《三订通俗伤寒论·六经方药·发汗剂》。

【组成】潞党参一钱半至钱半　羌活八分至一钱　薄荷一钱至钱半　茯苓二钱至三钱　防风一钱至钱半　前胡一钱半至钱半　苦桔梗一钱半至钱半　炙甘草六分至八分　陈仓米三钱至四钱

【用法】水煎服。

【功效】益气发汗。

off
120

【主治】气虚感冒。

【方解】方中参、苓、仓米益气和胃，协济羌、防、薄、前、甘，各走其经以散寒，又能鼓舞胃中津液，上输于肺以化汗。

【临证提要】本方适用于四时体质气虚，外感寒邪不甚者。

～ 七味葱白汤 ～

【来源】《三订通俗伤寒论·六经方药·发汗剂》。

【组成】葱白三枚至四枚　葛根一钱至钱半　生地黄钱半至三钱　淡豆豉二钱至三钱　麦冬一钱至钱半　生姜一片或两片

【用法】百劳水煎煮。

【功效】养血发汗。

【主治】虚人风热，伏气发温，及产后感冒。

【方解】因虚人外感，故仅用葱白、淡豆豉、生姜之辈轻解表寒。生地黄、麦冬滋阴养血以扶正，作法有源。另用葛根清透升提以助达邪，又可疏筋升津以补阴液。

【临证提要】本方用于治疗血虚外感风寒证。常见病后阴血亏虚，调摄不慎，感受外邪，或失血（吐血、便血、咳血、衄血）之后，感冒风寒致头痛身热、微寒无汗等。

～ 参附再造汤 ～

【来源】《三订通俗伤寒论·六经方药·发汗剂》。

【组成】高丽参—钱至一钱半　淡附子五分　川桂枝—钱　羌活八分　绵芪皮—钱半（酒洗）　北细辛三分　炙草八分　防风八分

【用法】水煎服。

【功效】助阳发汗。

【主治】阳虚外感。

【方解】阳虚者阴必盛，故君以附、桂破阴。阴盛者气必弱，故臣以参、芪扶气。佐以羌、防、细辛，温散阴寒。使以甘草，以缓辛、附、羌、防之性。

【临证提要】本方用于治疗伤寒挟阴，阳虚不能作汗，尺脉迟弱者。

～ 葱豉荷米煎 ～

【来源】《三订通俗伤寒论·六经方药·发汗剂》。

【组成】鲜葱白—枚（切碎）　淡香豉二钱　苏薄荷四分（冲）　生粳米三十粒

【用法】水煎服。

【功效】和中发汗。

【主治】小儿外感初起。

【方解】葱白、淡香豉开肺卫轻透表邪。小儿纯阳之体易化热，薄荷清解表邪又可调清内郁之热。粳米调中和胃。

【临证提要】本方用于治疗小儿伤寒初起一二日，头痛身热，怕冷无汗者。

◦◦◦ 新加三拗汤 ◦◦◦

【来源】《三订通俗伤寒论·六经方药·发汗剂》。

【组成】带节麻黄六分　荆芥穗二钱　苦桔梗一钱　金橘饼一枚　苦杏仁一钱半　苏薄荷一钱　生甘草五分　大蜜枣一枚

【用法】水煎服。

【功效】宣上发汗。

【主治】伤寒表实，风痰郁肺。

【方解】此以麻黄汤去桂枝为君，而麻黄留节，发中有收；苦杏仁留尖取其发，留皮取其涩，略杵取其味易出；甘草生用，补中有散。三味与仲景法相拗故名。俞氏佐以荆、薄疏风，桔、甘宣上。使以橘饼、蜜枣，辛甘微散。俞氏加味后变仲景峻剂为平剂。

【临证提要】本方用于治疗风伤肺，寒伤太阳之头痛恶寒、无汗而喘、咳嗽白痰等证。

◦◦◦ 麻附五皮饮 ◦◦◦

【来源】《三订通俗伤寒论·六经方药·发汗剂》。

【组成】麻黄一钱　淡附子八分　浙苓皮三钱　大腹皮二钱　细辛五分　新会皮钱半　五加皮三钱　生姜皮一钱

【用法】水煎服。

【功效】温下发汗。

【主治】阳虚风水。

【方解】君以麻黄，外走太阳而上开肺气。臣以辛、附，温化肾气。佐以五加皮，开腠理以达皮肤。

【临证提要】本方用于治疗阳虚所致周身水肿证。

◆✦ 柴芩双解汤 ✦◆

【来源】《三订通俗伤寒论·六经方药·和解剂》。

【组成】柴胡一钱半　生葛根一钱　羌活八分　知母二钱　炙草六分　黄芩一钱半　生石膏四钱　防风一钱　猪苓一钱半　白蔻末六分

【用法】水煎服。

【功效】和解表里。

【主治】太阳表邪未解，少阳胆火上炎，兼邪入阳明化热之证。

【方解】柴胡、黄芩为君清少阳相火。臣以葛根、羌、防之辛甘气猛以解表邪，并助柴胡以升散阳气，使邪离于阴。同时臣以知母、石膏之苦甘性寒，助黄芩引阴气下降，使邪离于阳。佐以猪苓之淡渗，分离阴阳不得交并。使以白蔻之开达气机；甘草之缓和诸药。

【临证提要】本方为和解表里之重剂，常用于治疗太阳少阳同病者。

◆✦ 新加木贼煎 ✦◆

【来源】《三订通俗伤寒论·六经方药·和解剂》。

【组成】木贼草—钱半　淡香豉三钱　冬桑叶二钱　制香附二钱　鲜葱白三枚

焦栀子三钱　牡丹皮二钱　夏枯草三钱　炙草五分　鲜荷梗五寸

【用法】水煎服。

【功效】和解兼清泄。

【主治】邪郁少阳，热重寒轻。

【方解】君以木贼，领葱、豉之辛通，从腠理而达皮毛，以轻解少阳之表寒。臣以焦栀，领桑、丹之清泄，从三焦而走胆络，以凉降少阳之里热。佐以制香附疏通三焦之气机；夏枯草轻清胆腑之相火。使以甘草和之；荷梗透之。

【临证提要】本方用于治疗少阳病，郁热较重而表寒较轻之证。

柴胡白虎汤

【来源】《三订通俗伤寒论·六经方药·和解剂》。

【组成】川柴胡—钱　生石膏八钱　天花粉三钱　生粳米三钱　黄芩—钱半

知母四钱　生甘草八分　鲜荷叶—片

【用法】水煎服。

【功效】和解，偏重清降。

【主治】暑疟，暑热化燥。

【方解】柴胡达膜，黄芩清火为和解少阳之君药。臣以白虎汤之法用石膏、知母、粳米、甘草，是因此少阳证少而轻，阳明证多而重也。佐以天花粉，为救阴液而设。使以荷叶，为升清而用。

【临证提要】本方用于治疗少阳未解，阳明气分热重者。

～☞ 加减小柴胡汤 ☜～

【来源】《三订通俗伤寒论·六经方药·和解剂》。

【组成】鳖血柴胡一钱　光桃仁三钱　当归尾钱半　牡丹皮二钱　酒炒黄芩一钱　杜红花一钱　生地黄二钱　益元散三钱（包煎）

【用法】水煎服。

【功效】和解兼通瘀。

【主治】热入血室。

【方解】君以柴、芩和解寒热。臣以归尾、桃仁破其血结。佐以生地黄、牡丹皮凉血泄热，以清解血中之伏火。使以益元散滑窍导瘀，从前阴而出。

【临证提要】本方用于治疗热入血室，其血必结，寒热如疟，发作有时者。

～☞ 柴胡羚角汤 ☜～

【来源】《三订通俗伤寒论·六经方药·和解剂》。

【组成】鳖血柴胡二钱　归尾二钱　杜红花一钱　碧玉散三钱（包煎）　羚角片三钱（先煎）　桃仁九粒　小青皮一钱半　炒穿甲一钱　吉林大参一钱　醋炒生大黄三钱　牛黄膏一钱

【用法】水煎服，临服调入牛黄膏。

【功效】和解，偏重破结。

【主治】妇人温病发热。

126

【方解】此方君以鳖血柴胡，入经达气，入络利血，清少阳之陷邪；羚角解热清肝，起阴提神。臣以当归尾、桃仁，破其血结；青皮下其冲气。佐以穿甲、碧玉散、炒生大黄，直达瘀结之处，以攻其坚，引血室之结热，一从前阴而出，一从后阴而出。人参大补元气，以协诸药而助其用。牛黄膏清醒神识，以专治谵语如狂。

【临证提要】本方用于治疗热结血室重证，症见经水适断，昼日明了，夜则谵语，甚则昏厥，舌干口臭，便闭溺短者。牛黄膏为凉透血络，芳香开窍方。方出刘河间《六书》：西牛黄（二钱），广郁金（三钱），牡丹皮（三钱），冰片（一钱），飞辰砂（三钱），生甘草（一钱），上药研至极细用药汤频频调下。

∽ 六磨饮子 ∾

【来源】《三订通俗伤寒论·六经方药·攻下剂》。

【组成】沉香—钱　槟榔—钱　枳实—钱　广木香—钱　台乌药—钱　生大黄—钱

【用法】各用原汁，用开水各磨汁2匙，和开水一碗服。

【功效】下气通便。

【主治】气滞腹痛，大便秘结而发热。

【方解】胃为阳腑，宜通宜降，五磨饮子解郁降气，本为气郁上逆而设，本方俞氏在五磨饮子基础上合生大黄汁，降火滋阴，通便，使全方疏气滞，降实火之力更佳。故此方为治郁火伤中，痞满便秘之良方。

【临证提要】六磨饮子适用于气滞腹痛，大便秘涩而有热者。

❧ 三仁承气汤 ❧

【来源】《三订通俗伤寒论·六经方药·攻下剂》。

【组成】大麻仁三钱（炒香）　松子仁三钱（研透）　小枳实钱半（炒香）　大腹皮二钱　光杏仁三钱　生大黄一钱（蜜炙）　油木香五分　猪胰一钱（略炒）

【用法】水煎服。

【功效】缓下脾脏结热。

【主治】胃燥脾约便闭。

【方解】君以麻、杏、松仁等多脂而香之物，濡润调脾约以滋胃燥。但胃热不去，则胆火仍炽，故又臣以生大黄、枳实，去胃热以清胆火，所谓釜底抽薪是也。佐以油木香、大腹皮者，以脾气喜焦香，而油木香则滑利脂膜；脾络喜疏通，而大腹皮又能直达脾膜也。妙在使以猪胰，善去油腻而助消化，以洗涤肠中垢浊。

【临证提要】本方用于治疗肠燥津枯大便热结之脾约证。

❧ 陷胸承气汤 ❧

【来源】《三订通俗伤寒论·六经方药·攻下剂》。

【组成】瓜蒌仁六钱　小枳实一钱半　生川大黄二钱　仙半夏三钱　川连八分　芒硝一钱半

【用法】水煎服。

【功效】开肺通肠。

【主治】痰火结闭。

【方解】君以瓜蒌子、半夏，辛滑开降，善能宽胸启膈。臣以枳实、川连，苦辛通降，善能消痞泄满。但恐下焦不通，反壅于上，故佐以硝、黄，咸苦达下，使痰火一并通解。

【临证提要】本方用于治疗肺伏痰火，胸膈痞满而痛，甚则神昏谵语者。

～ 犀连承气汤 ～

【来源】《三订通俗伤寒论·六经方药·攻下剂》。

【组成】犀角汁两瓢（冲） 川连八分 枳实一钱半 鲜地黄汁六瓢（冲） 生大黄三钱 真金汁一两（冲）

【用法】水煎服。

【功效】泻心通肠，清火逐毒。

【主治】热盛腑实之蒙闭证。

【方解】君以大黄、黄连，极苦泄热，凉泻心与小肠之火。臣以犀、地二汁，通心神而救心阴。佐以枳实，直达小肠幽门，降心与小肠之火。但火盛者必有毒，故又使以金汁，润肠解毒。

【临证提要】本方用于治疗热盛腑实神昏谵语者，甚则不语如尸。

～ 解毒承气汤 ～

【来源】《三订通俗伤寒论·六经方药·攻下剂》。

【组成】金银花三钱　生栀子三钱　川连一钱　生川柏一钱　青连翘三钱　黄芩二钱　枳实二钱　生大黄三钱　芒硝五分　金汁一两（冲）　白头蚯蚓两只

【用法】用雪水六碗，煮生绿豆二两，滚取清汁，代水煎药服。

【功效】峻下三焦毒火。

【主治】疫毒热盛三焦。

【方解】方用银翘栀芩，轻清宣上，以解疫毒，俞氏所谓升而逐之也。黄连合枳实，善疏中焦，苦泄解毒，俞氏所谓疏而逐之也。黄柏、大黄、芒硝、金汁，咸苦达下，速攻其毒，俞氏所谓决而逐之也。雪水、绿豆清，亦解火毒之良品，合而为泻火逐毒，三焦通治之良方。

【临证提要】本方用于治疗温病三焦大热，痞满燥实，谵语狂乱不识人，热结旁流，循衣摸床，舌卷囊缩，厥逆，脉沉伏者。

～❀ 养荣承气汤 ❀～

【来源】《三订通俗伤寒论·六经方药·攻下剂》。

【组成】鲜生地黄一两　生白芍二钱　小枳实一钱半　真川朴五分　油当归三钱　白知母三钱　生大黄一钱

【用法】水煎服。

【功效】润燥兼下结热。

【主治】火郁便闭。

【方解】方以四物汤去川芎，重加知母，清养血液以滋燥，所谓增水行舟也。但增其液，而不解其结，则如扬汤止沸，故又以小承气去其结热。

【临证提要】本方用于治疗火盛烁血，液枯便闭证。

∽⌒ 柴芩清膈煎 ⌒∽

【来源】《三订通俗伤寒论·六经方药·攻下剂》。

【组成】川柴胡八分　生大黄一钱半（酒浸）　生枳壳一钱半　焦栀子三钱　青子芩一钱半　苏薄荷一钱半　苦桔梗一钱　青连翘二钱　生甘草六分　鲜淡竹叶三十六片

【用法】水煎服。

【功效】攻里兼和解。

【主治】少阳阳明。

【方解】君以凉膈散法，生大黄领栀、芩之苦降，荡胃实以泄里热。佐以枳、桔、引荷、翘、甘、竹之辛凉，宣膈热以解表邪。妙在柴胡合黄芩，分解寒热。

【临证提要】本方攻里清膈，主治少阳表邪，内结膈中，膈上如焚，寒热如疟，心烦懊恼，大便不通者。

∽⌒ 加味凉膈煎 ⌒∽

【来源】《三订通俗伤寒论·六经方药·攻下剂》。

【组成】风化硝一钱　煨甘遂八分　葶苈子一钱半　苏薄荷一钱半　生大黄一钱（酒洗）　芥子八分　片黄芩一钱半　焦栀子三钱　青连翘一钱半　小枳实一钱半　鲜竹沥两瓢　生姜汁两滴（同冲）

【用法】水煎服。

【功效】下痰通便。

【主治】痰火壅肺之温热证。

131

【方解】以凉膈散为君,以去其火。臣以枳、葶、芥、遂,逐其痰而降其气。佐以竹沥、姜汁,辛润通络。

【临证提要】本方用于治疗温热挟痰火壅肺证,为急救之方。症见痰多咳嗽,喉有水鸡声,鼻孔扇张,气出入多热,胸膈痞胀,腹满便秘,甚则喘胀闷乱,胸腹坚如铁石,胀闷而死。

∽ 陶氏黄龙汤 ∾

【来源】《三订通俗伤寒论·六经方药·攻下剂》。

【组成】生大黄一钱半（酒浸）　真川朴六分　吉林参一钱半（另煎）　炙草八分　玄明粉一钱　小枳实八分（蜜炙）　白归身二钱　大红枣两枚

【用法】水煎服。

【功效】攻补兼施。

【主治】虚极热盛之阳明腑实。

【方解】方用大承气汤急下以存阴。又用参、归、草、枣,气血双补以扶正。

【临证提要】本方用于治疗气血两亏的阳明腑实证。其症还可见循衣撮空,神昏肢厥。

∽ 五仁橘皮汤 ∾

【来源】《三订通俗伤寒论·六经方药·攻下剂》。

【组成】甜杏仁三钱（研细）　松子仁三钱　郁李净仁四钱　原桃仁二钱　柏子仁二钱　广橘皮一钱半（蜜炙）

【用法】水煎服。

【功效】滑肠通便。

【主治】津枯便秘。

【方解】方中君以杏仁配橘皮，以通大肠气闭；桃仁合橘皮，以通小肠血秘，气血通润，肠道则顺畅。郁李仁得橘皮，善解气与水互结，洗涤肠中之垢腻，以滑大便，故以为臣。佐以松、柏通幽，幽通则大便自通，此为润燥滑肠。

【临证提要】本方用于治疗津亏所致肠燥便秘，可兼有肺气不利者。

～ 雪羹更衣丸 ～

【来源】《三订通俗伤寒论·六经方药·攻下剂》。

【组成】淡海蜇四两　大荸荠六个　更衣丸一钱半（吞服或包煎）

【用法】水煎服。

【功效】泻热止痛。

【主治】肝经热盛兼腑气不通。

【方解】海蜇味咸，荸荠味甘微咸，皆性寒而质滑，有清凉内沁之妙。佐以更衣丸以攻下。

【临证提要】本方用于治疗少阳肝火内盛兼有便秘者。凡肝经热厥，少腹攻冲作痛，诸药不效者，都可用本方以泄热止痛。另凡痰喘胸痞，呕吐胀满，便闭滞下，瘕疝黄等病，是由于肝火为患者，皆可酌用本方。

～彡 蠲饮万灵汤 彡～

【来源】《三订通俗伤寒论·六经方药·攻下剂》。

【组成】芫花五分（酒炒）　煨甘遂八分　姜半夏六钱　浙茯苓八钱　大戟一钱（酒炒）　大黑枣十枚　炒广皮三钱　鲜生姜一钱

【用法】水煎服。

【功效】急下停饮。

【主治】饮停胸腹。

【方解】君以芫花之辛辣，轻清入肺，直从上焦之高处去菀陈；又以甘遂、大戟之苦泄配大枣甘而润者缓攻，使胸及胁腹之饮，皆从二便排出。臣以二陈汤去甘草者，遵仲景之意祛痰饮以温药和之法。佐以生姜之辛，合十枣之甘，辛甘发散，使散者散，降者降。

【临证提要】本方峻逐胸腹内停之水饮，用于症见轻则痞满呕吐，重则腹满肢肿，甚则化胀成臌者。

～彡 张氏济川煎 彡～

【来源】《三订通俗伤寒论·六经方药·攻下剂》。

【组成】淡苁蓉四钱　怀牛膝二钱　升麻五分（蜜炙）　油当归三钱　福泽泻一钱半　枳壳七分（蜜炙）

【用法】水煎服。

【功效】增液润肠兼调气。

【主治】津枯气滞之便秘。

【方解】君以肉苁蓉、牛膝，滋肾阴以通便。肝主疏泄，故臣以当归、枳壳，一则辛润肝阴，一则苦泄肝气。升麻清气以输脾；泽泻降浊气以输膀胱，佐蓉、膝以润肠滑利。

【临证提要】本方用于治疗液枯而兼气滞便秘之重证。

∽ 仁 香 汤 ∽

【来源】《三订通俗伤寒论·六经方药·温热剂》。

【组成】白蔻仁六分（分冲）　杜藿香一钱半　广木香六分　生香附一钱半　春砂仁八分　白檀香五分　母丁香四分　广陈皮一钱半　生甘草三分　淡竹茹三钱

【用法】水煎服。

【功效】温中流气。

【主治】肝郁气滞兼受痧秽。

【方解】以二仁、五香为君，芳香辟秽，辛香流气。臣以广陈皮疏中；竹茹通络。使以生甘以缓和辛散之气。

【临证提要】本方用于治疗素有肝气不疏，又受痧秽。症见胸膈烦闷，络郁腹痛。但注意亦勿过投，免致耗气劫液。

∽ 神 术 汤 ∽

【来源】《三订通俗伤寒论·六经方药·温热剂》。

【组成】杜藿香三钱　制苍术钱半　新会皮二钱（炒香）　炒楂肉四钱　春砂仁一钱　薄川朴二钱　炙草五分　焦六曲三钱

【用法】水煎服。

【功效】温中疏滞。

【主治】湿霍乱。

【方解】君以藿、朴、橘、术温理中焦。臣以楂、曲消滞。佐以砂仁运气。使以甘草，缓其燥烈之性。

【临证提要】本方用于治疗素禀湿滞，恣食生冷油腻，而成湿霍乱。症见陡然吐泻腹痛，胸膈痞满。

～ 大橘皮汤 ～

【来源】《三订通俗伤寒论·六经方药·温热剂》。

【组成】广陈皮三钱　赤茯苓三钱　飞滑石四钱　槟榔汁四匙（冲）　苍术一钱　猪苓二钱　泽泻钱半　肉桂三分

【用法】水煎服。

【功效】温化湿热。

【主治】湿温初起；暑湿兼内寒；伤寒哕呕，胸满虚烦不安。

【方解】湿温初起，如湿重热轻，或湿遏热伏，必先用辛淡温化，始能湿开热透。故俞氏方中以陈皮、苍术温中燥湿，为主药。又以茯苓、猪苓、滑石、泽泻，化气利溺。佐以槟榔导下。肉桂辛、甘，热，入肾、心、肝经，以补火助阳，温通经脉，为诸药通使。诸药合用，具有温通中气，导湿下行之功效。

【临证提要】本方用于治疗湿温初起之证。

～ 苓术二陈煎 ～

【来源】《三订通俗伤寒论·六经方药·温热剂》。

【组成】带皮苓四钱　淡干姜五分（炒黄）　广皮二钱　泽泻一钱半　生晒术一钱　姜半夏三钱　猪苓一钱半　炙草五分

【用法】水煎服。

【功效】温中利湿。

【主治】温脾健胃，运气利湿。

【方解】君以苓、术、姜、半夏温中化湿。臣以二苓、泽泻化气利溺。佐以橘皮疏滞。使以甘草和药。

【临证提要】本方用于治疗脾气虚寒湿滞证。其症见腹泻溺少，脉缓舌白，肢懒神倦，胃胀气滞。

～ 桂枝橘皮汤 ～

【来源】《三订通俗伤寒论·六经方药·温热剂》。

【组成】桂枝尖一钱（蜜炙）　生白芍一钱半　鲜生姜一钱　广陈皮一钱半（炒）　炙草六分　大红枣两枚

【用法】水煎服。

【功效】温调营卫。

【主治】脾受寒湿，营卫不和。

【方解】方中桂枝汤调和营卫，解阳经中风。臣以广皮和中，以疏草、枣之甘滞。白芍用量重于桂枝，又可通调脾络。

137

【临证提要】本方用于治疗脾虚湿滞兼有营卫不和之中风表虚证。症可见行痹，肩背麻木，手腕硬痛，头重鼻塞，恶风微汗，一身痛无定处等。

∽ 香砂理中汤 ∽

【来源】《三订通俗伤寒论·六经方药·温热剂》。

【组成】广木香一钱　东洋参一钱半　炒川姜一钱　春砂仁一钱　生晒术二钱（炒）　炙草八分

【用法】水煎服。

【功效】温健脾阳。

【主治】脾胃寒湿内停。

【方解】君以参、术、草守补中气。臣以干姜温健中阳。佐以香、砂，取其芳香悦脾，使脾阳勃发也。

【临证提要】本方用于治疗夏月饮冷过多，致脾胃寒湿内停。症见上吐下泻，肢冷脉微，脾阳愈甚，中气不支。

∽ 香砂二陈汤 ∽

【来源】《三订通俗伤寒论·六经方药·温热剂》。

【组成】白檀香五分　姜半夏三钱　浙茯苓三钱　春砂仁八分　炒广皮二钱　炙草五分

【用法】水煎服。

【功效】温运胃阳，消除积饮。

【主治】寒饮伤脾之胸痞脘痛。

【方解】以二陈温和胃阳为君。臣以茯苓化气蠲饮。佐以香砂运气止痛。使以甘草和药。

【临证提要】本方用于治疗胃有停饮，或伤冷食，所致胸痞脘痛，可伴见呕吐黄水。

～ 玳瑁郁金汤 ～

【来源】《三订通俗伤寒论·六经方药·清凉剂》。

【组成】生玳瑁一钱（研碎）　生栀子三钱　细木通一钱　淡竹沥两瓢（冲）　广郁金二钱　青连翘二钱（带心）　牡丹皮二钱　生姜汁两滴（冲）　鲜石菖蒲汁两小匙（冲）　紫金片三分（开水烊冲）

【用法】先用野菰根二两，鲜卷心竹叶40支，灯心2小帚（重五六分），用水六碗，煎成两碗，取清汤，分两次煎药服。

【功效】开窍透络，涤痰清火。

【主治】邪陷包络，痰蒙心窍。

【方解】以介类通灵之玳瑁，幽香通窍之郁金为君，一则泄热解毒之功，同于犀角；一则达郁凉心之力，灵于黄连。臣以带心翘之辛凉，直达包络以通窍；牡丹皮之辛窜，善清络热以散火；并以栀子、木通，使上焦之郁火屈曲下行，从下焦小便而泄。佐以姜、沥、石菖蒲汁，辛润流利，善涤络痰。使以紫金片芳香开窍，助全方诸药透灵。

【临证提要】本方清宣包络痰火，主治邪热内陷心包，郁蒸津液为痰，迷漫心窍，神识昏蒙，妄言妄见，咯痰不爽之证。煎药清汤中所用野菰根，功同于芦笋，而凉利之功捷于芦根，配入竹叶、灯心，轻清透络，使内陷包络之邪热，及迷漫心孔之痰火，一举而肃清之。

犀地清络饮

【来源】《三订通俗伤寒论·六经方药·清凉剂》。

【组成】犀角汁四匙（冲）　牡丹皮二钱　青连翘一钱半（带心）　淡竹沥二瓢　鲜生地黄八钱　生赤芍一钱半　原桃仁九粒（去皮）　生姜汁两滴　鲜茅根一两　灯心五分　鲜石菖蒲汁两匙（冲）

【用法】用鲜茅根一两，灯心五分，煎汤代水煎上药，另加鲜石菖蒲汁两匙冲服。

【功效】清宣包络瘀热。

【主治】热陷包络神昏。

【方解】以千金犀角地黄汤，凉通络瘀为君。臣以带心翘透包络以清心；桃仁行心经以活血。因络瘀者必有黏涎，故又佐姜、沥、石菖蒲三汁，辛润以涤痰涎，而石菖蒲更有开心孔之功。煎药汤水中所用白茅根有透发之性，善能凉血以清热；灯心质轻味淡，更能清心以降火。

【临证提要】本方为瘀塞心孔必用轻清灵通之品，能通瘀泄热开窍而透络，用于治疗非痰迷心窍之热陷包络神昏者。

犀羚三汁饮

【来源】《三订通俗伤寒论·六经方药·清凉剂》。

【组成】羚角尖一钱　带心翘二钱　东白薇三钱　皂角刺三分　羚角片一钱半　广郁金三钱（杵）　天竺黄三钱　牡丹皮一钱半　淡竹沥两瓢　鲜石菖蒲汁两匙　生

藕汁_{两瓢}　鲜茅根_{五十支（去衣）}　灯心_{五分}　活水芦笋_{一两}　至宝丹_{四丸}

【用法】煎汤代水，临服调入至宝丹四丸，和匀化下。

【功效】清宣包络痰瘀。

【主治】痰瘀包络。

【方解】以犀、羚凉血息风；至宝芳香开窍为君。臣以带心翘宣包络之气郁；郁、丹通包络之血郁；白薇治血厥；竺黄善开痰厥。佐角刺、三汁轻宣辛窜，直达病所以消痰瘀。使以芦笋、茅根、灯心轻清透络。

【临证提要】本方用于治疗邪陷包络，挟痰瘀互结清窍。症见必痉厥并发，终日昏睡不醒，或错语呻吟，或独语如见鬼，目白多现红丝，舌虽纯红，兼罩黏涎，为危急之重证。

～◆ 连翘栀豉汤 ◆～

【来源】《三订通俗伤寒论·六经方药·清凉剂》。

【组成】青连翘_{二钱}　淡香豉_{三钱}　生枳壳_{八分}　苦桔梗_{八分}　焦栀子_{三钱}辛夷_{三分}　广郁金_{三钱}　广橘络_{一钱}　白蔻末_{四分}

【用法】水煎服。

【功效】清宣心包气机。

【主治】心包气郁。

【方解】以清芬轻宣心包气分主药之连翘，及善清虚烦之栀子、豆豉为君。臣以辛夷仁拌捣郁金，开心包气郁。佐以轻剂枳壳、桔梗，宣畅心包气闷，以达归于肺。使以橘络疏包络之气；蔻末开心包之郁。

【临证提要】本方用于治疗外感汗吐下后的虚烦不眠，心中懊恼，反复颠倒，心窝苦闷，或心下结痛，卧起不安，舌上苔滑者。

～ 五汁一枝煎 ～

【来源】《三订通俗伤寒论·六经方药·清凉剂》。

【组成】鲜生地黄汁 四大瓢　鲜茅根汁 两大瓢　鲜藕汁 两大瓢　鲜淡竹沥 两大瓢
鲜生姜汁 两滴　紫苏旁枝 二钱

【用法】先将紫苏旁枝煎十余沸，取清汤盛盖碗中，和入五汁，重汤炖温服。

【功效】润心包血液。

【主治】心包邪热郁蒸，心血亏虚生烦。

【方解】鲜地黄、茅根、藕汁三味，清润心包血液为君。臣以姜、沥二汁，辛润流利，以涤络痰。妙在佐紫苏旁枝，轻清宣络，以复其旁通四本之常。

【临证提要】本方用于治疗心包邪热，开透整肃后，血液必枯，血虚生烦者。症见愦愦无奈，心中不舒，间吐黏涎，呻吟错语。

～ 增减黄连泻心汤 ～

【来源】《三订通俗伤寒论·六经方药·清凉剂》。

【组成】小川连 八分　青子芩 钱半　飞滑石 六钱　淡竹沥 两瓢　小枳实 钱半
仙半夏 钱半　生薏苡仁 五钱　生姜汁 两滴　冬瓜子 一两　丝通草 二钱　灯心 五分
鲜菖蒲叶 钱半（冲）

【用法】水煎服。

【功效】清泄包络心经实火。

【主治】痰火湿热，内壅心包。

【方解】以连、芩、枳、半苦辛通降，以除痰火为君。臣以滑、苡、瓜、通凉淡泄湿。佐以姜、沥二汁辛润涤痰。使以菖蒲、灯心芳淡利窍，通神明以降心火。

【临证提要】本方用于治疗肺胃痰火湿热，内壅心经包络，每致神昏谵语，心烦懊恼，舌苔黄腻者。

～ 增减旋覆代赭汤 ～

【来源】《三订通俗伤寒论·六经方药·清凉剂》。

【组成】旋覆花三钱（包）　吴茱萸一分　小川连六分　制香附二钱　代赭石三钱（拌）　仙半夏一钱半　新会皮一钱半　沉香汁二匙（冲）　淡竹茹四钱　鲜枇杷叶一两

【用法】水煎服。

【功效】清降肝逆。

【主治】肝气横逆。

【方解】以旋、赭重降气逆为君。臣以茱、连、橘、半苦辛通降，以清肝和胃；沉香、香附辛香流气，以疏肝平逆。佐以竹茹，旁达肝气中郁结。使以杷叶清降肝气上逆。

【临证提要】本方用于治疗肝气横逆。症见嗳气胸痞，呃逆胃胀。

～ 连茹绛覆汤 ～

【来源】《三订通俗伤寒论·六经方药·清凉剂》。

【组成】小川连四分（醋炒）　真新绛—钱半　玫瑰瓣三朵　丝瓜络三钱　淡竹茹三钱　旋覆花三钱（包）　青葱管三寸　广郁金汁四匙（冲）

【用法】水煎服。

【功效】清通肝络。

【主治】肝络血郁化火。

【方解】以连、茹、绛、覆，清通肝络为君。臣以玫瓣拌炒瓜络，辛香酸泄以活络。佐以郁金活血疏郁。使以葱管宣气通络。

【临证提要】本方用于治疗肝络血郁不舒，络郁则化火而横窜。症见筋脉拘挛，胸胁窜疼，脉弦而涩。

～ 芩连二陈汤 ～

【来源】《三订通俗伤寒论·六经方药·清凉剂》。

【组成】黄芩二钱　仙半夏—钱半　淡竹茹二钱　赤茯苓三钱　小川连八分陈皮—钱半　小枳实—钱半　碧玉散三钱（包）　生姜汁两滴　淡竹沥两瓢

【用法】水煎服。

【功效】清肝和胃，蠲痰泄饮。

【主治】肝阳犯胃挟痰。

【方解】以芩、连、橘、半苦降辛通，调和肝胃为君。臣以竹茹、枳实，通络降气。佐以赤苓、碧玉，使胃中积聚浊饮从小便而泄。使以姜、沥二汁，辛润涤痰，以复其条畅之性。

【临证提要】本方用于治疗肝阳犯胃火动痰升。症见吐黏涎，或呕酸汁，或吐苦水，或饥不欲食，食即胃满不舒，甚则胀痛，或嘈杂心烦。

∽◦ 加味白头翁汤 ◦∽

【来源】《三订通俗伤寒论·六经方药·清凉剂》。

【组成】白头翁三钱　生川柏五分　青子芩二钱　鲜贯众五钱　小川连八分
北秦皮八分（醋炒）　生白芍三钱　鲜茉莉花十朵（冲）

【用法】水煎服。

【功效】清肝坚肠，泄热止痢。

【主治】厥阴热痢。

【方解】以仲景白头翁汤疏肝达郁，纯苦坚肠为君。臣以芩、芍酸苦泄
肝。佐以鲜贯众洗涤肠中垢腻从大便而泄。使以茉莉清芬疏气，助白头翁轻
清升达之力。

【临证提要】本方用于治疗厥阴热痢，便脓血者。

∽◦ 香连治中汤 ◦∽

【来源】《三订通俗伤寒论·六经方药·清凉剂》。

【组成】广木香八分　潞党参二钱（米炒）　黑炮姜三分　炒广皮一钱　小川连
六分（醋炒）　生白术一钱半　炙甘草五分　小青皮六分

【用法】水煎服。

【功效】清肝健脾止泻。

【主治】肝旺脾虚，大便飧泄。

【方解】以香、连调气浓肠为君。臣以参、术、姜、甘温运脾阳。佐以广
皮调气和中。使以青皮泄肝宽肠。

145

【临证提要】本方用于治疗肝木旺而脾弱所致的大便飧泄，肠鸣腹痛，欲泄而不得畅泄，泄亦里急气坠，脉左弦右弱。

～～ 龟柏地黄汤 ～～

【来源】《三订通俗伤寒论·六经方药·清凉剂》。

【组成】生龟甲四钱（杵）　生白芍三钱　砂仁三分（拌捣）　大熟地黄五钱　生川柏六分（醋炒）　牡丹皮钱半　萸肉一钱　怀山药三钱（杵）　辰茯神三钱　青盐陈皮八分

【用法】水煎服。

【功效】清肝益肾，潜阳育阴。

【主治】肝阳上亢，阴血不足。

【方解】肝阳有余者，必须介类以潜之，酸苦以泄之，故以龟甲、醋柏介潜酸泄为君。阳盛者阴必亏，肝阴不足者，必得肾水以滋之，辛凉以疏之，故臣以熟地、萸肉，酸甘化阴；丹、芍辛润疏肝。一则滋其络血之枯，则阳亢者渐伏；一则逐其条畅之性，则络郁者亦舒。但肝强者脾必弱，肾亏者心多虚，故又佐以山药培补脾阴；茯神交济心肾。使以青盐陈皮咸降辛润，疏畅胃气以运药。

【临证提要】本方用药较为滋腻，所以对胃气尚强，能运药力者才适合用。若胃气虚弱、运化不足者，应先养胃健中、恢复胃气为先，而慎用此方。

～～ 新加玉女煎 ～～

【来源】《三订通俗伤寒论·六经方药·清凉剂》。

【组成】生石膏六钱　紫石英四钱　怀牛膝一钱半　大熟地黄六钱　灵磁石四钱　东白薇四钱　石决明五钱　麦冬三钱　知母二钱　秋石一分　青盐陈皮一钱

【用法】先用熟地丝泡取清汤，先煎三石（生石膏，紫石英，灵磁石）百余沸，代水煎药服。

【功效】清肝镇冲，育阴潜阳。

【主治】肝挟胆火上冲。

【方解】以三石、白薇镇逆纳冲为君。臣以牛膝、决明降逆气而潜肝阳；麦冬、熟地黄养胃液以滋肾阴。佐以秋石水炒知母咸苦达下。使以青盐陈皮辛润疏中。

【临证提要】用于肝气挟胆火上冲成亢逆之各证。症可见冲心，心中痛热，甚则为气咳，为呃逆，为昏厥，故名冲咳，冲呃，冲厥。

～◆ 新加白虎汤 ◆～

【来源】《三订通俗伤寒论·六经方药·清凉剂》。

【组成】苏薄荷五分　生石膏八钱　鲜荷叶一角　陈仓米三钱　白知母四钱　益元散三钱（包）　鲜竹叶三十片　嫩桑枝二尺　芦笋二两　灯心五分

【用法】水煎服，先用活水芦笋二两，灯心五分，同石膏粉先煎。

【功效】辛凉甘寒，清解表里三焦。

【主治】阳明气分热盛。

【方解】以白虎汤法辛凉泄热，甘寒救液为君，外清肌腠，内清腑脏。臣以芦笋化燥金之气，透疹而外泄；益元通燥金之郁，利小便而下泄。佐以竹叶、桑枝通气泄热。使以荷叶、陈米清热和胃。方中石膏配薄荷拌研，既有分解热郁之功，又无凉遏冰伏之弊。

【临证提要】本方用于治疗邪热传入阳明气分，热渴烦汗，溺赤短热，皮肤见疹，甚则咳血昏狂者。

～⁓ 清燥养营汤 ⁓～

【来源】《三订通俗伤寒论·六经方药·滋补剂》。

【组成】 鲜生地黄五钱至八钱　知母三钱　归身一钱　新会皮钱半　生白芍二钱至三钱　天花粉三钱　生甘草八分　梨汁两瓢（冲）

【用法】 水煎服。

【功效】 滋养阴血，清热润燥。

【主治】 血燥津枯。

【方解】 君以生地黄、芍药、当归、甘草，滋阴养营。臣以知母、天花粉，生津润燥。佐以陈皮，理中焦之气，又防诸药碍胃气。以梨汁为使，凉润增液。

【临证提要】 本方用于治疗温热病后期阴枯血燥。症见两目加涩，舌肉枯干，津不到咽，口唇燥裂。

～⁓ 阿胶黄连汤 ⁓～

【来源】《三订通俗伤寒论·六经方药·滋补剂》。

【组成】 陈阿胶一钱半（烊冲）　生白芍二钱　小川连六分（蜜炙）　鲜生地黄六钱　黄芩一钱　鸡子黄一枚

【用法】 鸡子黄先煎代水，水煎服。

【功效】 清热降火，养血滋阴。

【主治】 心肾不交，阴虚火旺。

【方解】生地黄、阿胶为君，滋阴凉血。臣以白芍、黄芩、黄连，清泻肝火，以救心经火热；鸡子黄色赤入心，通心气以滋心阴。

【临证提要】本方用于治疗少阴心火旺，外邪挟火而动，血热心烦不寐，肌肤枯燥，神气衰弱，咽干溺短者。

～ 阿胶鸡子黄汤 ～

【来源】《三订通俗伤寒论·六经方药·滋补剂》。

【组成】陈阿胶二钱（烊冲）　生白芍三钱　石决明五钱　双钩藤二钱　大生地黄四钱　炙草六分　生牡蛎四钱　络石藤三钱　茯神木四钱　鸡子黄两枚

【用法】鸡子黄先煎代水，水煎服。

【功效】养血滋阴，柔肝息风。

【主治】血虚生风。

【方解】以阿胶、鸡子黄为君，取其血肉有情，液多质重，以滋血液而息肝风。臣以生地黄、芍、草、茯神木，一则酸甘化阴以柔肝，二则以木制木而息风。然心血虚者，肝阳必亢，故佐以决明、牡蛎潜阳。筋挛者络亦不舒，故使以钩藤、络石通络舒筋也。

【临证提要】用于邪热灼阴伤血，血虚不养筋脉，筋脉拘挛，伸缩不自如之内虚暗风。

～ 坎气潜龙汤 ～

【来源】《三订通俗伤寒论·六经方药·滋补剂》。

【组成】净坎气（初生脐带）一条　青龙齿三钱　珍珠母六钱（杵）　生白芍三钱　大生地黄四钱　左牡蛎六钱　磁朱丸四钱（包）　东白薇三钱　大熟地黄八钱

【用法】大熟地切丝，用开水泡取清汁，代水煎服。

【功效】补肾滋阴，纳冲潜阳。

【主治】肾阴虚，虚阳上越。

【方解】坎气、二地为君。坎气即初生脐带，一名命蒂，以其前通神阙，后通命门，最得先天之祖气；二地质重味浓，填精益髓，善滋后天之真阴，使阴平阳秘，龙雷之火，不致上升。臣以龙、牡、珠母滋潜龙雷。佐以磁、朱，交济心肾，阳得所附，火安其位矣。使以芍、薇，为敛肝和阴所必要，亦为纳冲滋任之要药。

【临证提要】用于真阴亏虚，虚阳上越。症见右脉浮大，左脉细数，舌绛心悸，自汗虚烦，手足躁扰，时时欲厥。

当归四逆汤

【来源】《三订通俗伤寒论·六经方药·滋补剂》。

【组成】当归三钱　桂枝尖五分　北细辛三分（蜜炙）　鲜葱白一枚　生白芍三钱　炙草五分　绛通草一钱　陈绍酒一瓢（冲）

【用法】水煎服。

【功效】养血滋阴，活络通脉。

【主治】心血不足，手足厥寒。

【方解】以归、芍荣养血络为君。臣以桂枝、细辛辛通经脉，使经气通畅，络气自能四布。佐以绛通、葱、酒，既取其速通经隧，又取其畅达络脉。使以炙草，辛甘化阳以助通经脉。

【临证提要】用于血虚寒凝，气血不通。症见手足厥寒，脉细欲绝等。

～ 复脉汤 ～

【来源】《三订通俗伤寒论·六经方药·滋补剂》。

【组成】大生地黄一两　人参一钱半（另煎，冲）　炒枣仁二钱　桂枝尖五分　陈阿胶二钱（烊冲）　大麦冬五钱　炙草三钱　陈绍酒一瓢（分冲）　生姜汁两滴（冲）　大红枣三枚

【用法】水煎服。

【功效】滋阴养血，益气复脉。

【主治】脉结代，心动悸。

【方解】重用胶、地、草、枣，大剂补血为君。臣以参、麦之益气增液，以润经隧而复脉，和气机以去其结代。佐以桂、酒之辛润行血，助参、麦益无形之气，以扩充有形之血，使其捷行于脉道，使血液充而脉道利，以复其跃动之常。使以姜、枣调卫和营，使营行脉中，以生血之源，卫行脉外，以导血之流。

【临证提要】用于心气血大虚之脉结代，心动悸。

～ 四物绛覆汤 ～

【来源】《三订通俗伤寒论·六经方药·滋补剂》。

【组成】细生地黄四钱（酒洗）　生白芍钱半（酒炒）　新绛钱半　广橘络一钱　全当归二钱（酒洗）　川芎五分（蜜炙）　旋覆花三钱（包煎）　青葱管三寸（冲）

【用法】水煎服。

【功效】轻清滋阴，辛润活络。

【主治】血虚络郁化火。

【方解】以生地黄、归、芍滋阴养血为君。臣以绛、覆、川芎，辛润通络。佐以橘络舒络中之气。使以葱管通络中之瘀。

【临证提要】用于郁结伤中，血虚脉络郁涩，络涩血郁化火。症见脘胁窜痛，甚则络松血溢，色多紫黯。

～ 新加酒沥汤 ～

【来源】《三订通俗伤寒论·六经方药·滋补剂》。

【组成】细生地黄四钱　白归身一钱半　广橘白八分　苏薄荷三分　生白芍三钱　炙草六分　川柴胡四分（蜜炙）　玫瑰花三朵（冲）　陈绍酒两匙（分冲）　淡竹沥两瓢（与酒和匀同冲）

【用法】水煎服。

【功效】滋阴养血，调气舒郁。

【主治】阴虚气血郁滞。

【方解】归、地、芍、草养血柔肝为君，是以肝苦急，急食甘以缓之。臣以橘白、柴、荷清芬疏气，是以肝喜散，急食辛以散之也。佐以竹沥、绍酒涤痰行血，是以肝性刚，宜柔宜疏。使以玫瑰花，色能活血，香能疏气，为诸药之先导。

【临证提要】用于气血郁滞，气滞痰凝，络瘀疼痛者。

～ 补阴益气煎 ～

【来源】《三订通俗伤寒论·六经方药·滋补剂》。

【组成】潞党参三钱（米炒）　怀芍药三钱　陈皮一钱　升麻三分（蜜炙）　大熟地黄四钱（炒松）　白归身一钱半（醋炒）　炙草五分　鳖血柴胡五分

【用法】水煎服。

【功效】滋阴养血益气。

【主治】便血，血崩。

【方解】党参滋补阴气；熟地黄滋填阴血为君。臣以芍药滋脾阴而养肝血；归身醋炒，养血归经。佐以升、柴、橘皮升清气调胃气。柴胡用鳖血拌炒，虽升气而不致劫动肝阴。使以甘草和药，缓肝急而和脾阴。

【临证提要】用于血脱气虚的男子便血，女子血崩。症见声微气怯，面白神馁，心悸肢软。

加味金匮肾气汤

【来源】《三订通俗伤寒论·六经方药·滋补剂》。

【组成】大熟地黄六钱　怀山药三钱　牡丹皮一钱半（醋炒）　淡附子一钱半　山萸肉二钱　浙茯苓三钱　泽泻一钱半　紫猺桂五分（炼丸，吞）　北五味一钱　莹白童便一杯（分冲）

【用法】水煎服。

【功效】滋补真阴，收纳元阳。

【主治】肾阴阳两虚，虚阳上冒。

【方解】以六味地黄为君，壮补肾水，以镇阳光。臣桂枝、附子益火消阴。佐以五味子，酸收涩敛，引虚阳归纳命门。使以莹白童便滋阴降火。

【临证提要】用于肾阴阳两虚，虚阳上浮。可症见口鼻失血，气短息促，足下觉冷，小便清长，大便溏泄等。

∽◦❀ 桂枝加附子汤 ❀◦∽

【来源】《三订通俗伤寒论·六经方药·滋补剂》。

【组成】川桂枝二钱　东白芍三钱　煨干姜一钱　炮附子三钱　炙草二钱　大红枣三枚

【用法】水煎服。

【功效】回阳摄阴，调营护卫。

【主治】伤寒漏汗。

【方解】以桂、附辛热回阳为君。臣以白芍之酸收摄阴；炙甘草之甘缓和阳。佐以煨姜。使以大枣，一为调卫以助阳，一为和营以维阴。

【临证提要】用于伤寒发汗过多，汗漏不止，恶风，小便难，四肢微急之亡阳轻证。与《伤寒论》方不同之处是这里不用生姜用干姜，补阳之力更甚。

∽◦❀ 附姜白通汤 ❀◦∽

【来源】《三订通俗伤寒论·六经方药·滋补剂》。

【组成】川附子五钱（炮，去皮脐）　干姜四钱　葱白五茎（取汁冲）　猪胆半枚（取汁冲）

【用法】水煎服。

【功效】温热回阳，苦辛通格。

【主治】阴盛格阳。

【方解】以大剂附、姜回阳为君。臣以葱汁，得生阳之气独盛，以辛通脉道。用猪胆汁反佐是防阳药格拒，而出现饮入即吐。

【临证提要】用于卒中阴寒，厥逆呕吐，下利色青气冷，肌肤凛栗无汗，脉微欲绝，甚则十指胴纹皱瘪者。

附姜归桂汤

【来源】《三订通俗伤寒论·六经方药·滋补剂》。

【组成】川附子二钱（炮）　川姜一钱（炮）　紫猺桂八分　当归二钱　净白蜜两匙（冲）

【用法】水煎服。

【功效】回阳暖血，温和营分。

【主治】中寒暴病，阴寒内盛。

【方解】本方是用附姜回阳后的续治方。因附、姜回阳，但所中之阴寒，已伤营分，故加归、桂驱营分之寒。方中冲以白蜜，柔和阳药之刚烈也。

【临证提要】用于回阳救逆后，续用此方温中驱营血分之寒。

附姜归桂参甘汤

【来源】《三订通俗伤寒论·六经方药·滋补剂》。

【组成】淡附子一钱　白归身钱半　老东参一钱　嫩闽姜六分　川姜八分（炮）官桂六分　炙草八分　大红枣两枚

【用法】水煎服。

【功效】轻剂回阳，双补血气。

【主治】阴寒渐衰，阳气将回。

【方解】君以附、姜轻剂，温和阳气。臣以归、桂暖血；参、草益气。佐以闽姜。使以大枣以调和营卫。

【临证提要】用于阴寒渐去，但阳气不足者，可回阳兼补血气以复其阳。

～～ 正阳四逆汤 ～～

【来源】《三订通俗伤寒论·六经方药·滋补剂》。

【组成】生附子三钱（炮，去皮脐） 炙草一钱 真麝香五厘（冲） 川姜三钱（炮，不可焦） 皂荚炭八分 生姜汁两匙（冲）

【用法】水煎服。

【功效】回阳急救，直攻阴毒。

【主治】卒中阴毒，阴寒内盛。

【方解】用生附子大补阳气为君。臣以干姜助附子回阳；皂荚、麝香以通经隧。佐以炙甘草和药。使以姜汁和胃，且姜汁、炙草二味，更有和解附毒之功。

【临证提要】用于卒中阴毒，吐利腹痛，身如被杖，四肢厥逆，冷过肘膝，昏沉不省，心下硬满，面唇手指皆有黑色，舌卷囊缩，烦躁冷汗自出，或时呻吟，六脉或沉伏，或沉微欲绝，汤药不受。

～～ 新加八味地黄汤 ～～

【来源】《三订通俗伤寒论·六经方药·滋补剂》。

【组成】厚附块一钱半 大熟地黄六钱（炒松） 山萸肉八分 紫石英四钱（杵）

紫猺桂五分　怀山药三钱（杵）　浙茯苓四钱　泽泻一钱半

【用法】水煎服。

【功效】补益肾气，镇冲纳气。

【主治】肾气虚喘。

【方解】八味地黄温补肾气为君，但去牡丹皮者，是恐其辛散肺气。臣以紫石英温纳冲气。佐以铁落合黑锡丹，重镇冲逆，以纳气定喘。

【临证提要】用于肾气不固虚喘。症见动则喘甚，腰痛足冷，小便不利，肾水上泛为痰，嗽出如沫而味咸。